Rheumatologie exemplarisch

20 Fälle aus der Praxis

Autoren

Dr. med. Michael Schwarz-Eywill

Internist und Rheumatologe, von 1999 bis 2016 Chefarzt der Abteilung Innere Medizin und Rheumatologie, Evangelisches Krankenhaus Oldenburg, seit 2016 im Facharztteam der Klinik der Fürstenhof Bad Pyrmont

Dr. med. Martin Gehlen

Internist und Rheumatologe, Chefarzt der Abteilung Rheumatologie und Osteologie der Klinik der Fürstenhof Bad Pyrmont.

Rosmarie Hösle

Physiotherapeutin und Heilpraktikerin, Klinik der Fürstenhof Bad Pyrmont

Mareen Schultze

Physiotherapeutin, Leitung der Therapieabteilung, Klinik der Fürstenhof Bad Pyrmont

Klinik DER FÜRSTENHOF

Fachklinik für Rheumatologie, Osteologie, Orthopädie und Gynäkologie

Klinisch-osteologisches Schwerpunktzentrum und Forschungszentrum DVO

Am Hylligen Born 7

31812 Bad Pyrmont

Dr. med. Michael Schwarz-Eywill; Dr. med. Martin Gehlen; Rosmarie Hösle;
Mareen Schultze

Rheumatologie exemplarisch

20 Fälle aus der Praxis

lehmanns media

Bibliografische Information der Deutschen Nationalbibliothek
Die Deutsche Nationalbibliothek verzeichnet diese Publikation in der Deutschen Nationalbibliografie; detaillierte bibliografische Angaben sind im Internet unter `http://www.dnb.de` abrufbar.

Helmholtzstr. 2-9
10587 Berlin
Umschlag: Bernhard Bönisch
Satz & Layout: LaTeX(Zapf Palatino) Volker Thurner, Berlin
Druck und Bindung: Elanders • Waiblingen
ISBN 978-3-96543-062-4 www.lehmanns.de

Den Mitarbeitern der Klinik
DER FÜRSTENHOF

(Bad Pyrmont)

Wir danken Kathrin Fichte, Inca Katzur und Astrid Gehlen für die redaktionelle Mitarbeit

Inhaltsverzeichnis

Einleitung

Die klinische Rheumatologie erscheint auf den ersten Blick komplex, teilweise verwirrend und damit auch schwer zu erlernen. Die Vielzahl der Erkrankungen, verbunden mit unzähligen Varianten und Sonderformen, bereitet auch dem Geübten Probleme. Dabei kann das Erkennen von Krankheitsmustern, die abgewandelt oder in gleicher Form immer wiederkehren, sehr nützlich sein. Eine strukturierte Anamnese, verbunden mit einer klar gegliederten Untersuchung des Patienten, führt häufig bereits zu der korrekten Diagnose oder ermöglicht eine definierte differenzialdiagnostische Abklärung. Die weiteren Untersuchungsschritte dienen häufig der Bestätigung der bereits klinisch erarbeiteten Arbeitsdiagnose.

Die Idee zum Buch entstand im Rahmen der regelmäßigen Vorlesungen und Fallbesprechungen in der Klinik DER FÜRSTENHOF, den Einrichtungen der Universitätsmedizin Oldenburg und den Praktika für Studenten der Medizinischen Hochschule Hannover. Wir danken allen Mitarbeitern und Studentinnen und Studenten für die interaktiven Diskussionen, die die Realisierung des Projekts erst ermöglicht haben.

Ziel des Buches ist es, anhand von klinischen Fällen eine Orientierung zu geben. Die Fallbeispiele sind so konstruiert, dass ein hoher Wiedererkennungswert entsteht. Die Ausführungen zur Diagnostik und auch zur Therapie sind bewusst relativ kurz gehalten. Bei der Darstellung der Diagnostik wird darauf geachtet, dass sie zielorientiert ist und zur Bestätigung der klinischen Verdachtsdiagnose eingesetzt wird. Therapieziele werden definiert. Insbesondere bei entzündlich rheumatologischen Erkrankungen geht es darum, eine Remission zu erzielen.

Die Fälle fokussieren sich auf die entzündlich-rheumatischen Erkrankungen, weniger auf die degenerativen Erkrankungen. Zudem ist es nicht das Ziel, das Fachgebiet der klinischen Rheumatologie vollständig widerzuspiegeln. Alle Fälle entstammen der klinisch rheumatologischen Alltagspraxis.

Neben der medikamentösen Therapie sind Physiotherapie, Bewegungstherapie und Ergotherapie wichtige Teile in der Gesamtkonzeption einer erfolgreichen Behandlung. Diesem Themenkomplex ist ein gesondertes Kapitel gewidmet. In den Fallbeispielen wird nur kurz auf typische krankheitsspezifische Aspekte der Physiotherapie / Bewegungstherapie eingegangen. Unverändert wichtig ist die Therapie mit physikalischen und balneologischen Maßnahmen. Diese haben auch heute weiter einen Stellenwert in ganzheitlichen Therapiekonzepten.

Viele Patienten fragen nach komplementären Behandlungsformen. Aus der täglichen Praxis werden entsprechende Therapieverfahren vorgestellt.

Michael Schwarz-Eywill, Martin Gehlen, Rosmarie Hösle, Mareen Schultze

Abkürzungen

A temporalis Arteria temporalis

ACE Angiotensin Converting Enzym

ACPA Anti citrullierendes Protein Antikörper. (Zu den ACPA gehören die CCP-Antikörper)

ACR American Collage of Rheumatology

AK Antikörper

ANCA Anti-Neutrophile cytoplasmatische Antikörper

ANA Anti-Nukleäre Antikörper

ap-Röntgenaufnahme Röntgenaufnahme mit anterior-posteriorem Strahlengang

ASAS-Klassifikationskriterien für axiale Spondyloarthritis Klassifikationskriterien der ASAS-Gruppe (Assessment of Spondyloarthritis International Society)

axSpA Axiale Spondyloarthritis

BASDAI Bath Ankylosing Spondylitis Disease Activity Index

BASFI Bath Ankylosing Spondylitis Functional Index

pro BNP Brain natriuretic Peptide

Borrelien-PCR Borrelien-Polymerase-Kettenreaktion

BSG Blutsenkungsgeschwindigkeit

BWS Brustwirbelsäule

CASPAR-Klassifikationskriterien Klassifikationskriterien für die Psoriasisarthritis

CCP Cyclisches Citrullierendes Peptid

CD4 positive Lymphozyten cluster of differentiation 4 (T-Helferzellen)

CK Creatinkinase

CMD Craniomandibuläre-Dysfunktion

CO_2-Gas Kohlendioxid-Gas

DAS28 Disease Activity Score auf der Basis von 28 Gelenken

DGRh Deutsche Gesellschaft für Rheumatologie

DIP distales Interphalangealgelenk

DMARD Disease-modifying anti-rheumatic drug

ds-DNS-Antikörper Doppelstrang-Desoxyribonukleinsäure-Antikörper

DXA Duale-Röntgen-Absorptionsmetrie

EGPA Eosinophile Granulomatose mit Polyangiitis, früher: Churg-Strauss-Syndrom

EULAR European League against rheumatism

FIQ Fibromyalgia Impact Questionnaire

FSH Follikel-stimulierendes Hormon

HbA1c Glykohämoglobin (Hämoglobin, an den Glucose gebunden ist)

HFE-Gen Mutationen im Gen HFE können Ursache einer Hämochromoatose sein.

HLA-B27 „Human Leukocyte antigen-B27"= Antigen an der Oberfläche kernhaltiger Zellen, das oft mit Spondyloarthritiden assoziiert ist.

HR CT Hochauflösende Computertomographie

IL2-Rezeptor Interleukin 2 Rezeptor

IP-Gelenk Interphalangealgelenk

ISG Iliosakralgelenk

JAK-Hemmer Januskinase-Hemmer

LH luteinisierendes Hormo

LORA late onset rheumatoid arthritis

LTA Leistungen zur Teilhabe am Arbeitsleben

LWS Lendenwirbelsäule

MBOR Medizinisch-Berufliche-Orientierung der Rehabilitation

MCP-Gelenk Metacarpophalangealgelenk

µl Mikroliter

mm Hg Millimeter Quecksilbersäule (Einheit für Blutdruckmessung)

MRT Kernspintomographie

MTP-Gelenk Metatarsophalangealgelenk

MTX Methotrexat

NSAR Nichtsteroidale Antirheumatika

PET Positronen-Emissions-Tomographie

PIP-Gelenk Proximale Interphalangealgelenke

RF Rheumafaktor

SAPHO-Syndrom SAPHO= Synovitis, Akne, Psoriasis pustulosa, Hyperostosis, Osteoitis

SC-Gelenk Sternocalavikulargelenk

TCM Traditionelle Chinesische Medizin

TNF-alpha Tumornekrosefaktor-alpha

Tsd/µl Tausend pro Mikroliter

VAS Visuelle Analogskala

WHO Weltgesundheitsorganisation

Kapitel 1

Rheumatoide Arthritis

1.1 Fall 1 — Rheumatoide Arthritis ohne Erosionen

Anamnese

In die Sprechstunde kommt eine 40-jährige Frau, Vorerkrankungen sind nicht bekannt. Sie klagt seit über 3 Monaten über Gelenkschmerzen, die an den Handgelenken und an den kleinen Fingergelenken begonnen haben. Seit 4 Wochen hat sie eine typische Verdickung der kleinen Gelenke aller Finger festgestellt. Zusätzlich ist es zu Schwellungen der Fingergrundgelenke I und II (Metacarpophalangeal (MCP)-Gelenke) gekommen. Sie berichtet über ausgeprägte Schmerzen beim Laufen und lokalisiert den Schmerz im Bereich der Vorfüße. Zusätzlich beschreibt sie eine allgemeine Leistungsschwäche und klagt über eine Fatigue-Symptomatik. Die Morgensteifigkeit hat deutlich zugenommen und liegt aktuell bei 120 Minuten. Die Familienanamnese ist unauffällig. Auf der Visuellen-Analog-Skala (VAS) für Schmerzen gibt die Patientin 8 von 10 Punkten an (10 maximaler Schmerz). Medikamente werden keine eingenommen. Vor Beginn der geschilderten Symptomatik waren keine anderen Beschwerden oder Erkrankungen vorhanden.

Untersuchungsbefund

Es zeigt sich eine teigige Schwellung und Druckschmerzhaftigkeit der MCP-Gelenke I und II beidseits ohne Rötung oder Überwärmung. Es fällt eine teigige Schwellung der PIP-Gelenke I bis V auf. Die endgradige Extension und Flexion beider Handgelenke ist schmerzhaft. Die Patientin gibt einen ausgeprägten Schmerz bei der Palpation der Metatarsophalangeal (MTP)-Gelenke I bis V an.

Arbeitsdiagnose

Aufgrund der typischen Anamnese und des charakteristischen Untersuchungsbefundes ist die Verdachtsdiagnose einer rheumatoiden Arthritis zu stellen.

Diagnostik

Labor

Im Rahmen der Labordiagnostik werden BSG, CRP, Differenzialblutbild, Transaminasen, Kreatinin, Harnstoff und der Urinstatus bestimmt. Aufgrund der Verdachtsdiagnose einer rheumatoiden Arthritis werden der Rheumafaktor und die CCP-Antikörper angefordert. Beide Antikörper sind hochpositiv.

Alle übrigen Laborparameter sind unauffällig.

Röntgen

Als Ausgangsbefund werden Röntgenbilder der Hände und Füße in einer Ebene veranlasst.

Es sind keine Erosionen vorhanden.

DAS28

Zur Bestimmung der Aktivität der Erkrankung wird ein Aktivitätsscore eingesetzt: der DAS28 (Disease activity score auf der Basis von 28 Gelenken).

Bei der Patientin liegt der DAS28 bei 5,79 (12 druckschmerzhafte Gelenke, 12 geschwollene Gelenke, ein CRP bei 5 mg/ l und auf der VAS-Skala ein Wert von 90).

Klassifikationskriterien

Die Diagnose rheumatoide Arthritis wird klinisch gestellt und mit den ACR/ EULAR-Klassifikationskriterien für die RA von 2010 überprüft. In diese Kriterien gehen die Anzahl der geschwollenen Gelenke, das Vorhandensein von Rheumafaktor oder CCP-Antikörpern, Entzündungsparameter und die Dauer der Symptome ein. Ab einer Punktzahl von 6 oder mehr kann eine Arthritis als RA klassifiziert werden.

Endgültige Diagnose

Die Patientin leidet an einer Rheumafaktor- und CCP-positiven rheumatoiden Arthritis ohne Erosionen mit hoher Morgensteifigkeit und relativ akutem Beginn. Unbehandelt ist die Prognose ungünstig. Unbehandelt ist im Verlauf mit irreversiblen Schäden an Gelenken zu rechnen.

Prognoseabschätzung

Es sind eine Reihe von Faktoren bekannt, die auf eine schlechte Prognose hindeuten. Grundsätzlich sind hohe CCP-AK und Rheumafaktoren, hohe Entzündungswerte (CPR, BSG), frühe Erosionen, der Befall von vielen Gelenken und eine ausgeprägte Morgensteifigkeit typische Marker für eine schlechte Prognose bei unzureichender Therapie.

Ziel der Therapie:

Primäres Ziel ist es, die Akutsymptomatik zu kontrollieren. Innerhalb der ersten 3–6 Monate sollte eine Remission der Erkrankung erzielt werden. Diese ist unter anderem zu erkennen an einer deutlichen Reduktion des DAS 28.

Differenzialdiagnosen

Aufgrund der dargestellten Befunde kann die Diagnose eindeutig gestellt werden. Bei einer symmetrischen Polyarthritis der kleinen Gelenke sind unter anderem die folgenden Erkrankungen abzugrenzen: polyartikuläre Verlaufsform einer Psoriasisarthritis, Kollagenosen (insbesondere der systemische Lupus erythematodes und das Sjögren Syndrom) und virale Arthritiden (z. B. im Rahmen einer Parvovirus B19 Infektion).

Medikamentöse Therapie

Die CCP-positive rheumatoide Arthritis sollte möglichst schnell mit einem „Disease-modifying anti-rheumatic drug" (DMARD) behandelt werden, um das Ziel der Remission zeitnah zu erreichen. Nur so kann der Charakter und der Verlauf der Erkrankung mittel- und langfristig günstig beeinflusst werden.

Zur medikamentösen Therapie der Erkrankung gibt es klare Therapieempfehlungen, die die europäische Fachgesellschaft (EULAR) und nationale Fachgesellschaft (DGRh) veröffentlicht haben. Am Anfang der DMARD-Therapie steht — bei fehlenden Kontraindikationen — meist eine Therapie mit Methotrexat, die bei vielen Patienten das Ziel der Remission bereits ermöglicht. Dabei ist ein schnelles Ansprechen auf Methotrexat auch als positiver Prognosefaktor zu bewerten.

Kurzfristig können bei hochaktiver Erkrankung Kortikosteroide eingesetzt werden. Es ist anzustreben, innerhalb weniger Wochen eine Cortison-Dosierung zu erreichen, die unterhalb der individuellen Cushing-Schwellendosis liegt. Die Ausgangs-Prednisolon-Dosis sollte bei ungefähr 20 mg pro Tag liegen. Eine höhere Dosierung hat in den meisten Fällen keinen Vorteil. Es ist insbesondere bereits in den ersten drei Monaten mit einer rasch einsetzenden Osteoporose zu rechnen. Die Entwicklung eines Diabetes mellitus sowie die Verschlechterung einer Hypertonie sind weitere gängige Probleme. Die Methotrexat-Wirkung setzt in der Regel innerhalb der ersten 3 Monate ein. In Einzelfällen jedoch auch eher.

Rehabilitation, Physiotherapie,Bewegungstherapie

Die Auswahl gezielter Maßnahmen richtet sich nach dem Aktivitätsgrad der Arthritis. Das differenzierte Vorgehen multimodaler Therapien wird in den entsprechenden Kapiteln dieses Buches beschrieben. In einem hochfloriden Akutstadium steht die Schmerzlinderung im Vordergrund. Es ist das Ziel, dauerhafte Bewegungseinschränkungen zu vermeiden. Nach medikamentöser Behandlung der Arthritis rücken in der chronischen Phase Ziele wie Kräftigung der Muskulatur, Vermeiden von muskulären Dysbalancen und ein allgemeines Kreislauftraining in den Vordergrund. Das Herz-Kreislauftraining beeinflusst die immunologische Fehlsteuerung positiv. Bei der sehr dominanten Fußproblematik im konkreten Fall bieten sich u. a. Gangschulung, Fußgymnastik und ein allgemeines propriozeptives Training an.

Zusammenfassung

Die rheumatoide Arthritis lässt sich aufgrund der Anamnese und des Untersuchungsbefundes bereits mit großer Sicherheit stellen. Zusatzuntersuchungen ermöglichen eine exakte Statuserhebung, ferner die Beantwortung der Frage der Prognose und die Einschätzung der aktuell vorhandenen Aktivität. Daraus werden die medikamentösen und nicht medikamentösen Therapieoptionen abgeleitet mit dem Ziel, eine Inaktivität der Erkrankung, d. h. eine Remission innerhalb von wenigen Monaten zu erreichen. Strukturelle und funktionelle Folgen der Entzündung müssen verhindert werden.

Der CCP-Antikörper, auch ACPA genannt, ist ein Antikörper, der sich gegen das cyclische citrullinierte Peptid (CCP) richtet. Die meisten Patienten mit rheumatoider Arthritis (RA) haben diesen Antikörper. Negative CCP-AK schließen aber eine RA nicht aus. Das Vorhandensein des Antikörpers lässt unbehandelt auf eine ungünstige Prognose schließen. Dabei ist der CCP-Antikörper sehr spezifisch und mit der Erkrankung der rheumatoiden Arthritis streng korreliert. Demgegenüber ist der Rheumafaktor weniger spezifisch, da er auch bei einer Vielzahl anderer autoimmunologischer Erkrankungen und bei Gesunden auftreten kann.

Der DAS28 ist aktuell der gebräuchlichste Aktivitätsscore, mit dem es gelingt, die Aktivität der rheumatoiden Arthritis numerisch zu erfassen. Dies hilft insbesondere bei der Therapiesteuerung. Ein hoher Wert kennzeichnet eine hohe Krankheitsaktivität. Ein niedriger DAS28 dokumentiert eine Remission der Erkrankung. Der Summenwert setzt sich aus vier Variablen zusammen: Es werden 28 definierte Gelenke bzgl. Schwellung und Schmerzen untersucht und dokumentiert. In die Formel zur Berechnung des DAS28 gehen außerdem CRP oder BSG sowie die Selbsteinschätzung des Patienten auf einer visuellen Analogskala ein. Die DAS28-Werte gehen von 1 bis 10. Ein DAS28 unter 2,6 wird als Remission gewertet. Eine sehr aktive rheumatoide Arthritis erreicht in der Regel Werte zwischen 5 und 7.

Das zuerst eingesetzte Langzeitmedikament ist bei fehlenden Kontraindikationen meist Methotrexat. Kurzfristig können Kortikosteroide eingesetzt werden. Gelingt es durch Methotrexat nicht, das Krankheitsgeschehen innerhalb der genannten Frist in eine Remission zu überführen, sind andere DMARD-Therapien einzuleiten, die sich an den publizierten Leitlinien zur Behandlung der CCP-positiven rheumatoiden Arthritis orientieren.

1.2 Fall 2 — Rheumatoide Arthritis mit beginnenden Erosionen

Anamnese

In der Sprechstunde stellt sich ein 51-jähriger Mann vor. Seit ca. 6 Monaten klagt er über wechselnde Gelenkbeschwerden und Morgensteifigkeit. Zu Beginn fielen ihm keine Gelenkschwellungen auf. In seinem Beruf als Tischler ist er Gelenkbeschwerden in einem gewissen Maße gewohnt und hat diesen zunächst keine Bedeutung beigemessen. In den letzten 6 Wochen trat jedoch zusätzlich eine Schwellung beider Handgelenke und der proximalen Interphalangealgelenke (PIP) II- V auf. Er klagt über Schmerzen der Kiefergelenke insbesondere beim Kauen. Vorerkrankungen sind nicht bekannt. Es werden keine Medikamente eingenommen.

Untersuchungsbefund

Es besteht ein knirschendes Geräusch (Krepitation) beider Kiefergelenke bei Bewegung, die Mundöffnung ist endgradig eingeschränkt. Außerdem bestehen Schwellungen beider Handgelenke und Schwellungen der PIP-Gelenke II bis V beidseits. Die Extension und Flexion der Handgelenke sind um 20° eingeschränkt. Die übrigen Gelenke sind unauffällig.

Verdachtsdiagnose

Aufgrund der Anamnese und des Untersuchungsbefundes wird die Arbeitsdiagnose einer rheumatoiden Arthritis gestellt. Anamnestisch ergeben sich keine Hinweise für eine andere autoimmunologische Erkrankung. Zudem ist die Familienanamnese unauffällig. Der Patient raucht seit 20 Jahren.

Diagnostik

Labor

Es werden Blutsenkungsgeschwindigkeit (BSG), CRP, Differenzialblutbild, Transaminasen, Kreatinin, Harnstoff und der Urinstatus untersucht. Zusätzlich der CCP-Antikörper. Nach Erhalt der Laborergebnisse besteht eine CRP-Erhöhung auf 7 mg/l. Die Blutsenkung liegt bei 50 mm/Stunde in der ersten Stunde. Die übrigen Routinelaborparameter sind unauffällig. Der CCP-Antikörper und der Rheumafaktor sind negativ.

Röntgen — Röntgenbilder der Hände und Füße

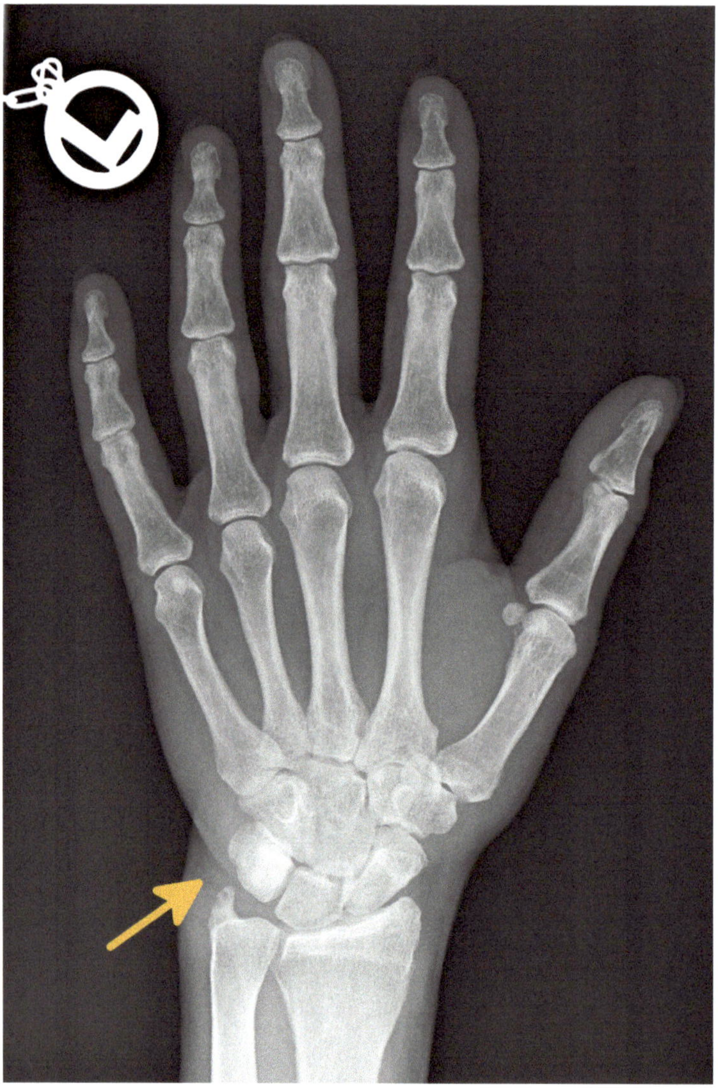

Abbildung 1.1: Röntgen der Hände in 2 Ebenen

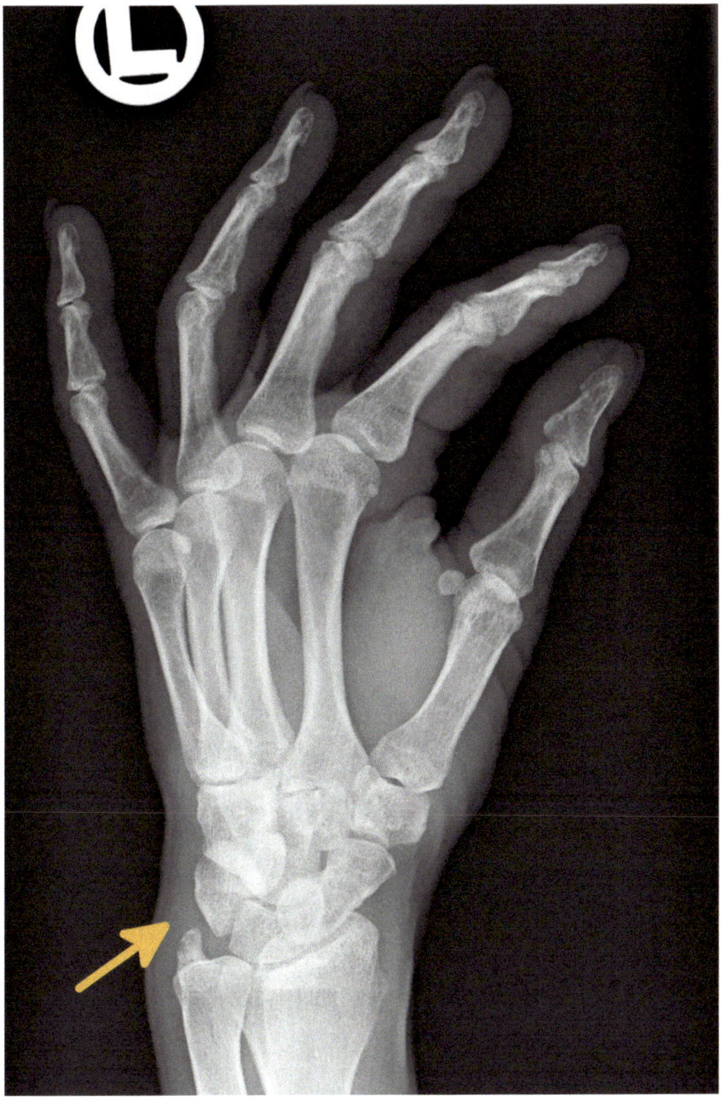

Abbildung 1.2: Röntgen der Hände in 2 Ebenen

Die Röntgenbilder der Hände zeigten in der Standardebene (anterior-posterior/ap) zystische Veränderungen am Processus styloideus ulnae. Erst durch das Röntgen in der zweiten Ebene (schräg) konnte diese Veränderung eindeutig als Usur klassifiziert werden **(Abbildung 1.1 und 1.2).** Das Erkennen von frühen Usuren ist von hoher Bedeutung, da diese ein unabhängiger Risikofaktor für einen erosiven Verlauf sind und engmaschige Verlaufskontrollen zur Folge haben sollten.

DAS28

Im DAS28 wird ein Wert von 5,61 berechnet. Die Morgensteifigkeit beträgt 60 Minuten.

Definitive Diagnose

Es liegt eine Rheumafaktor- und CCP-AK-negative rheumatoide Arthritis vor mit beginnender Erosion. Die ACR/EULAR-Kriterien von 2010 für die rheumatoide Arthritis werden erfüllt.

Ziel der Therapie

Die Tatsache, dass der Patient CCP-negativ ist, lässt zunächst auf eine günstigere Prognose schließen. Ungünstig ist die Tatsache, dass bereits knochendestruierende Veränderungen in Form von Usuren am Processus styloideus ulnae erkennbar sind.

Es ist Ziel der Therapie, eine Remission der Erkrankung zu erreichen. Dies gelingt durch den umgehenden Einsatz einer DMARD-Therapie, konkret in Form von Methotrexat. Kurzfristig werden Kortikosteroide eingesetzt in der Dosis, die auch im Fallbeispiel 1 eingesetzt worden ist. Es ist das Ziel, den Patienten recht schnell beschwerdeärmer zu machen und auch eine Berufstätigkeit wieder zu ermöglichen.

Der Patient sollte versuchen, seine berufliche Belastung der Hände zu reduzieren. Eine dauerhafte Schonung der Gelenke wird jedoch nicht empfohlen, da die Bewegung der Gelenke für die Erkrankung eher günstig ist. Das Rauchen stellt einen negativen Prognosefaktor dar. Dieses gilt sowohl in Bezug auf die Gelenkentzündung, als auch im Hinblick auf das Risiko für kardiovaskuläre Ereignisse. Das Risiko für kardiovaskuläre Erkrankungen ist allein schon durch die autoimmunologisch vermittelte Zytokinfreisetzung erhöht. Der Nikotinabusus verstärkt dieses Risiko deutlich.

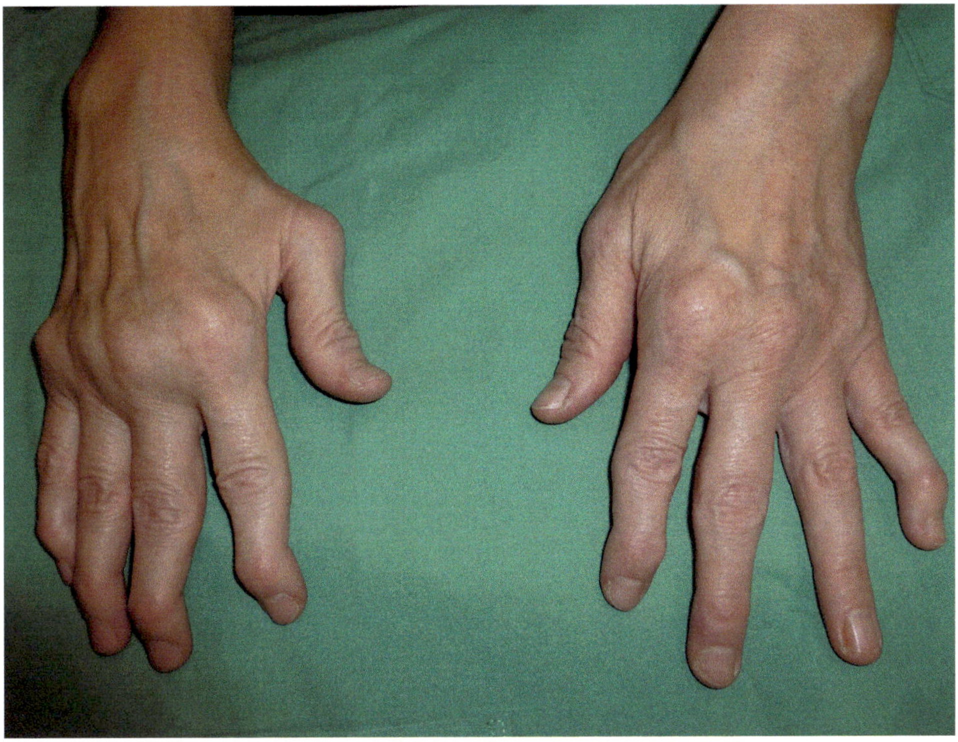

Abbildung 1.3: Foto der Hände eines Patienten mit langjähriger RA

Rehabilitation, Physiotherapie

Die Tätigkeit als Tischler macht die uneingeschränkte Funktionsfähigkeit der Hände erforderlich. Bei der vorliegenden Konstellation sollte frühzeitig eine Rehabilitation erwogen werden, um so die Erwerbsfähigkeit zu erhalten. Dabei sind natürlich zunächst die Effekte der medikamentösen Therapie abzuwarten. Persistierende Einschränkungen können Qualifizierungsmaßnahmen für eine andere berufliche Tätigkeit nötig machen. Solche Maßnahmen können im Rahmen einer medizinischen Rehabilitation in Form von LTA (Leistungen zur Teilhabe am Arbeitsleben) angeregt werden.

Im konkreten Fall wird eine sehr dominante Kiefergelenkproblematik beschrieben. Zunächst ist die Wirkung der antientzündlichen Therapie abzuwarten. Wenn im Verlauf als Folge der Entzündung funktionelle Beschwerden persistieren, kann eine CMD-Therapie wirkungsvoll eingesetzt werden (CMD= Craniomandibuläre-Dysfunktion).

Zusammenfassung

Der Patient leidet an einer CCP-negativen rheumatoiden Arthritis. Dies bedeutet, dass gegenüber Patienten, die den CCP-Antikörper tragen, die Prognose insgesamt günstiger ist. Im konkreten Fall bestehen jedoch bereits erosive Veränderungen, sodass auch hier eine sehr konsequente Therapie in Form von einer DMARD-Therapie langfristig erforderlich ist. Aus sozialmedizinischer Sicht sollten frühzeitig Fragen der Erwerbstätigkeit, konkret als Tischler, besprochen werden. Zunächst ist jedoch der klinische Verlauf abzuwarten, bevor vorschnelle Schlüsse gezogen werden.

Zur Abgrenzung zu den Fällen 1 und 2, die beide das frühe Stadium einer rheumatoiden Arthritis (RA) beschreiben wird hier mit **Abbildung 1.3** ein typisches Bild eines späten Stadiums der Hände bei langjähriger RA dargestellt. Abgebildet sind Schwellungen und Subluxationen in den Fingergrundgelenken (MCP) rechts mehr als links. Schwanenhalsdeformitäten der Finger (Überstreckung der PIP-Gelenke, Beugung der DIP-Gelenke) und eine Z-Deformität des Daumens (Beugung MCP 1 und Überstreckung im Interphalangealgelenk/IP) sind sichtbar. In den meisten Fällen ist die heutige medikamentöse Therapie in der Lage, solche Veränderungen zu verhindern.

Kapitel 2

Psoriasisarthritis

2.1 Fall 3 — Psoriasisarthritis ohne Hautpsoriasis

Anamnese

Eine 48-jährige Patientin, bisher ohne Vorerkrankungen, bemerkt über mehrere Wochen eine Schwellung des 4. Zehs des rechten Fußes, im weiteren Verlauf kommt es zu einer Schwellung des proximalen Interphalangeal- (PIP)-Gelenks III der rechten Hand. Bereits seit längerem beobachtet sie eine Verdickung des distalen Interphalangealgelenkes (DIP) des zweiten Fingers beidseits. Die Schwellung der Gelenke ist relativ diffus und betrifft nicht nur das betroffene Gelenk, sondern zeigt auch eine diffuse Weichteilschwellung, die den gesamten Finger einnimmt. Eine Morgensteifigkeit besteht nur für wenige Minuten. Im Alltag wird die Patientin durch das Beugedefizit der Finger beeinträchtigt. In der Nacht kommt es zu Schmerzen der betroffenen Gelenke. Seit längerem besteht eine vermehrte Brüchigkeit und Verfärbung der Zehennägel.

Eine Cousine der Patientin leidet seit 4 Jahren an einer Schuppenflechtengelenkerkrankung (Psoriasisarthritis).

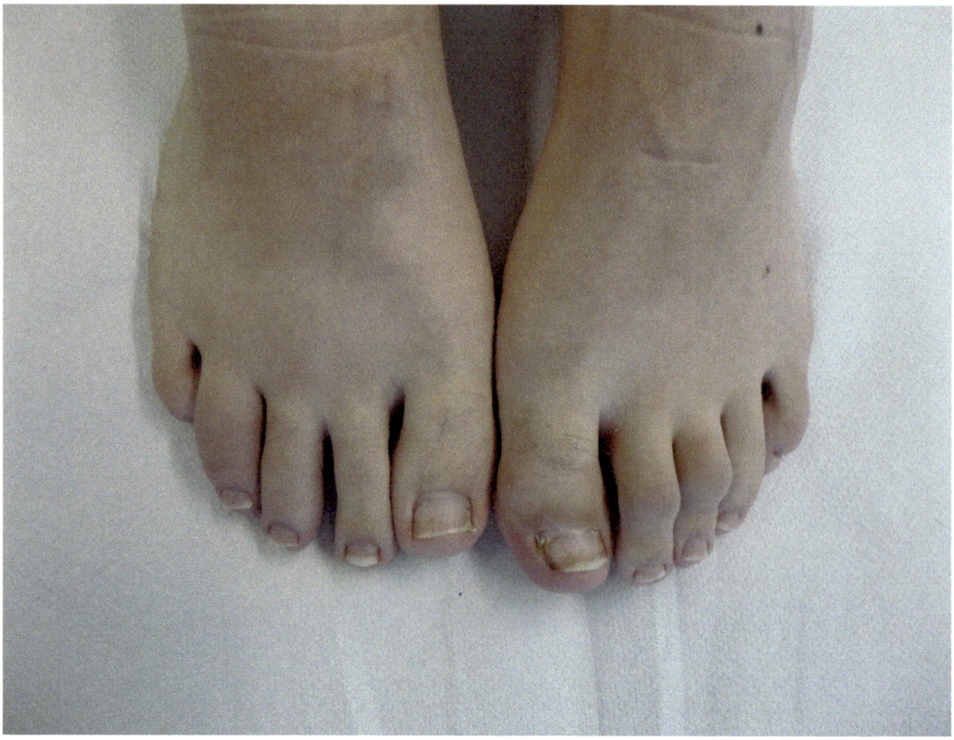

Abbildung 2.1: Foto der Vorfüße

Untersuchungsbefund

Der allgemein internistische Untersuchungsbefund ist unauffällig. An der Haut sind keine Veränderungen zu erkennen. Die Zehe 4 des rechten Fußes ist geschwollen, leicht gerötet und überwärmt. Die Fußnägel zeigen ölfleckenartige Veränderungen. Die Schwellung des Zehs ist das typische Bild einer Daktylitis. Die bräunlichen Zehennägel passen zu einer Nagelpsoriasis **(Abbildung 2.1).** Es fällt eine diffuse Schwellung der Finger II und III der rechten Hand mit einem Flexionsdefizit im PIP-Gelenk auf. Des Weiteren besteht eine relativ derbe Verdickung des Endgelenkes des zweiten Fingers beider Hände.

Arbeitsdiagnose

Aufgrund der Beschwerdeschilderung, verbunden mit dem Untersuchungsbefund ist die Arbeitsdiagnose einer Psoriasisarthritis mit Nagelbeteiligung, aber ohne Haut-Psoriasis, zu stellen. Grundlage für diese Diagnose sind die Veränderungen der Zehen und Finger, die als Daktylitis bezeichnet werden. Dabei ist nicht nur das Gelenk betroffen, vielmehr kommt es zur Schwellung des gesamten Zehs oder Fingers. Umgangssprachlich werden diese Veränderungen als „Wurstfinger oder Wurstzehen" bezeichnet.

Diagnostik

Aufgrund des Untersuchungsbefundes ist differenzialdiagnostisch auch an eine Arthrose der Gelenke zu denken. Dabei ist das Befallmuster für eine Heberden- oder Bouchardarthrose jedoch sehr untypisch. Insbesondere die Daktylitis ist typisch für eine Psoriasisarthritis und eine Spondyloarthritis.

Labor

Diagnostisch werden die Routinelaborparameter wie BSG, CRP, Blutbild, Differenzialblutbild, Transaminasen, Kreatin, Harnstoff und Urinstatus, durchgeführt. Dabei ergeben sich unauffällige Befunde. Zur Abgrenzung von einer rheumatoiden Arthritis kann die Bestimmung des CCP-Antikörpers sinnvoll sein.

Röntgen

Zusätzlich ist im konkreten Fall die Durchführung eines Röntgenbildes der Hände sinnvoll. **Abbildung 2.2** zeigt den Vorfuß. Sehr typisch für eine Psoriasisarthritis sind die Spiculae am Endglied von Zeh 3 mit dem typischen „Morgensternbild". Am Interphalangeal(IP)-Gelenk des Zehs 1 sind Osteoproliferationen vorhanden. Erosionen sind nicht nachweisbar.

Abbildung 2.3 zeigt das Röntgenbild einer Hand. Auffällig sind Erosionen insbesondere an PIP 2+3. Die Veränderungen sind gegen eine Fingerpolyarthrose abzugrenzen, bei der es auch erosive Veränderungen geben kann. Den Beweis der Entzündlichkeit gibt die Sekundärarthrose am distalen Radioulnargelenk. Dort sind degenerative Veränderungen absolut unüblich. Auch die diaphysären undulierenden Periostreaktionen insbesondere am Grundglied von Finger 4 sind typisch für eine Psoriasisarthritis.

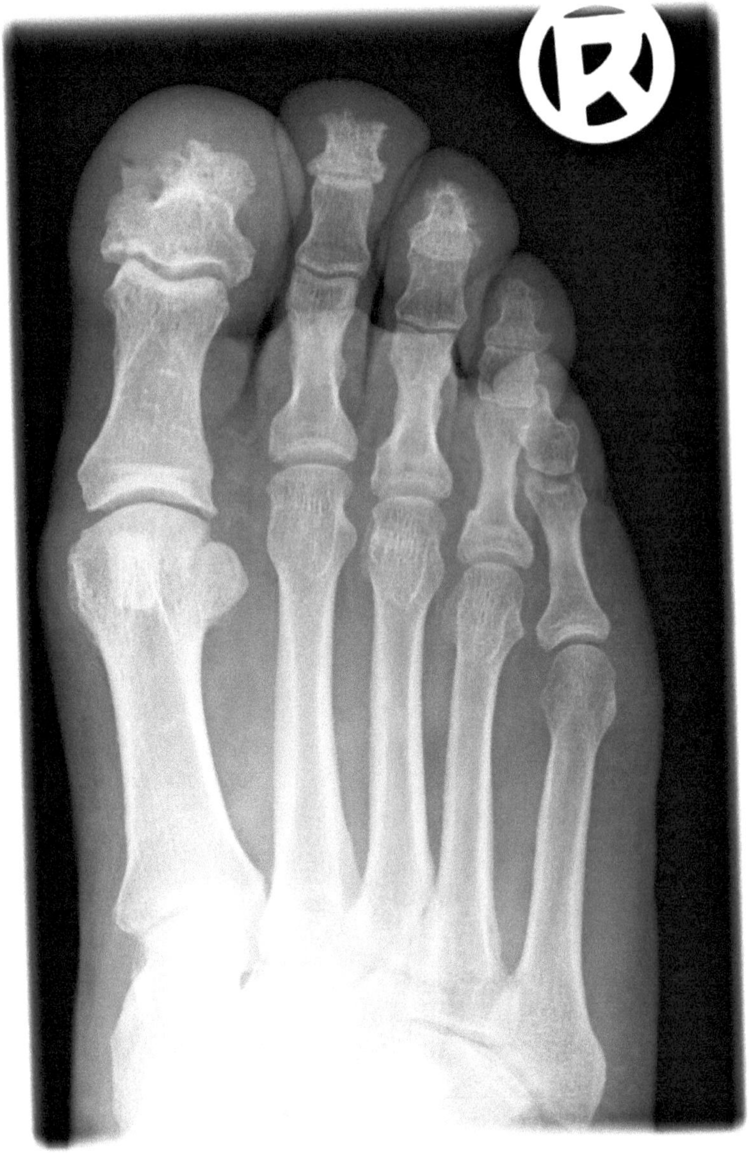

Abbildung 2.2: Röntgen Vorfuß

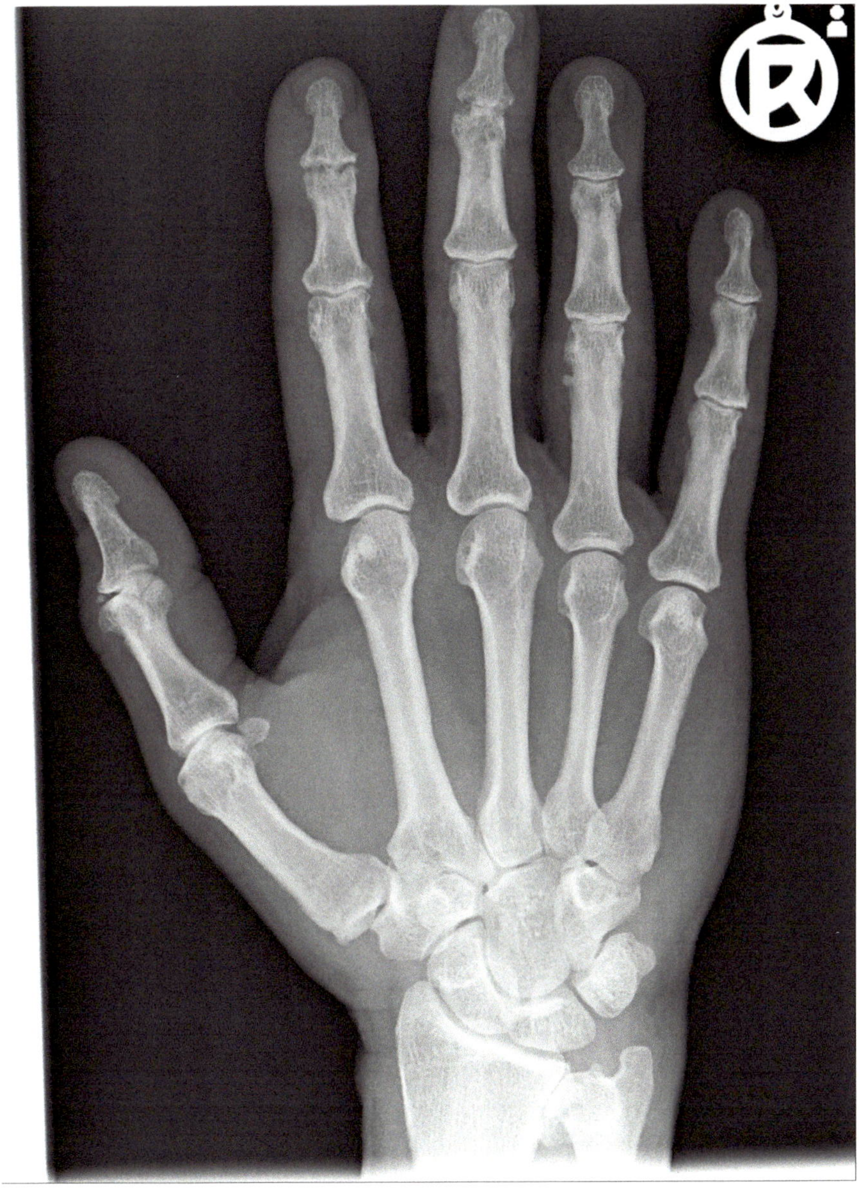

Abbildung 2.3: Röntgenbild der Hand rechts ap

Klassifikationskriterien

Die Diagnose Psoriasisarthritis wird klinisch gestellt und durch die gültigen Klassifikationskriterien (CASPAR-Kriterien) überprüft. Die Kriterien werden erfüllt, wenn eine Arthritis, Enthesitis oder Entzündung der Wirbelsäule nachgewiesen wird und mindestens 3 Punkte der CASPAR-Kriterien erreicht werden. In die Klassifikation geht der Nachweis einer Psoriasis vulgaris, eine positive Familienanamnese für Psoriasis, der Befall der Nägel durch die Psoriasis, ein negativer Rheumafaktor, eine Daktylitis oder typische Röntgenbefunde ein.

Definitive Diagnose

Es kann die Diagnose einer Psoriasisarthritis ohne Hautpsoriasis gestellt werden. Dabei sind der Nagelbefall und die Familienanamnese wichtige Hinweise.

Bei den meisten Patienten mit Psoriasisarthritis besteht eine Hautbeteiligung lange vor der Gelenkbeteiligung. Bei einem deutlich kleineren Anteil wird die Psoriasis gleichzeig mit der Gelenkbeteiligung diagnostiziert. Ein geringer Anteil der Patienten mit Psoriasisarthritis hat zum Zeitpunkt der Diagnose (noch) keine Manifestation an der Haut.

Neben den typischen Manifestationen einer Hautpsoriasis an den Streckseiten der Extremitäten sind insbesondere auch die Analfalte, der Gehörgang und die Kopfhaut zu untersuchen, ebenso sind Nagelveränderungen häufig (Tüpfelnägel). Patienten mit Nagelbefall durch eine Psoriasis haben häufiger eine Gelenkbeteiligung als Patienten mit reiner Hautbeteiligung.

Eine Sonderform ist die Palmoplantare Psoriasis. Die Hautveränderungen betreffen die Fußsohlen und die Handinnenflächen. Typisch für die Psoriasisarthritis ist auch die Entzündung an der Grenzfläche von Knochen zu Sehne im Sinne einer Enthesitis. Dies ist für die weitere Therapieplanung wichtig.

Ziel der Therapie

Ziel der Therapie ist es im konkreten Fall, ein Fortschreiten der knochenproliferativen und destruierenden Veränderungen zu stoppen.

Medikamentöse Therapie

Der Einsatz einer DMARD-Therapie steht im Vordergrund der medikamentösen Therapie. Die meisten Untersuchungen beziehen sich auf eine Methotrexat(MTX)-Therapie, wie sie von der Behandlung der rheumatoiden Arthritis bekannt ist. MTX hat eine gute Wirkung auf Haut und Gelenke, weniger auf die oben genannte Daktylitis. Die Wirkung auf Entzündungen der Wirbelsäule oder der Sehnen (Enthesitis) ist gering ausgeprägt. Alternativ oder in Kombination kommt eine Therapie mit Leflunomid oder Sulfasalazin infrage.

Führen diese Medikamente nicht zur Remission des Krankheitsbildes bzw. zu einem Aufhalten des Prozesses, werden Biologika eingesetzt. Biologika sind Medikamente, die sich gegen entzündungsfördernde Zytokine oder Zellen richten. Diese Medikamente können sich gegen die Gewebshormone Tumornekrosefaktor-alpha (TNF-alpha), Interleukin 17, oder die Interleukine 12 und 23 richten. Neuere Substanzklassen richten sich gegen Entzündungsmediatoren innerhalb der Zellen: Januskinase(JAK)-Hemmer und Phospodiesterase-Hemmer

Diskussion

Eine Psoriasisarthritis kann sehr charakteristische Röntgenveränderungen an Händen und Füßen hervorrufen. Typisch ist das Nebeneinander von Erosionen und Protuberanzen (Osteoproliferationen).

Weitere typische Veränderungen sind:

- ein „Morgensternbild“ (Spiculae am Endglied)
- Akroosteolysen
- Kolbenphalangen (Verdickung der Kompakta der Phalangen)
- (Undulierende) Periostreaktionen
- Gelenksockelhypertrophien (Verschmelzen der Protuberanzen am Gelenksockel)
- Sesambeinhypertrophie
- Knöcherne Ankylosen

- Pencil in Cup Phänomen
- Weichteilzeichen: Verdickung der Weichteile im „Strahl“ bei einer Daktylitis, Verdickung der Weichteile um ein Gelenk herum bei Arthritis.

2.2 Fall 4 — Enthesitis

Anamnese

Ein 25-jähriger Sportstudent, der intensiv Handball spielt, berichtet von immer wiederkehrenden Entzündungen an den Ansätzen der Sehnen beider Ellenbogengelenke. Diese treten mal rechts und mal links auf. Vom Orthopäden wurde die Diagnose eines „Tennisellenbogens" (Epikondylitis humeri lateralis) gestellt. Unterschiedliche lokale Therapien und der Einsatz von NSAR führten zu einer leichten Besserung. In letzter Zeit kam es auch zu Achillessehnenbeschwerden (Achillodynie), auch hier war mal die rechte und mal die linke Seite betroffen. Der Patient berichtete, dass es immer wieder auch zu spontanen Verbesserungen käme. Die sportliche Aktivität als Handballer war für ihn kaum noch auszuüben, da er durch die Sehnenbeschwerden nicht konsequent trainieren und spielen könne. Zudem konnte er bei einer akuten Entzündung der Achillessehne schlecht auftreten. Zusätzlich traten Muskelverspannungen der Wirbelsäulenmuskulatur auf.

Bereits seit dem 10. Lebensjahr war er an einer Psoriasis vulgaris erkrankt, die an den Ellenbogenstreckseiten und Knien nur gering ausgeprägt war und ca. 3 % der Körperoberfläche betraf.

Untersuchungsbefund

Der aktuelle Untersuchungsbefund zeigt einen Druckschmerz an der Achillessehne rechtsseitig und am Epicondylus lateralis des Ellenbogens rechts. Eine geringe Psoriasis ist an den Streckseiten beiden Ellenbogen vorhanden.

Der übrige Untersuchungsbefund der Gelenke, Wirbelsäule und Sehnen ist aktuell unauffällig.

Arbeitsdiagnose

Aufgrund der immer wiederkehrenden Schmerzen an Sehnenansätzen zusammen mit der Psoriasis der Haut besteht der Verdacht auf eine Psoriasisarthritis. Um die Diagnose stellen zu können muss durch eine gezielte Bildgebung belegt werden, dass es sich bei den Sehnenansatzschmerzen tatsächlich um eine immunlogisch vermittelte Entzündungsreaktion (Enthesitis) handelt.

Abzugrenzen ist hiervon insbesondere ein Überlastungssyndrom der Sehnen, wie es insbesondere bei Sportlern vorkommen kann.

Diagnostik

Labor

Die Routinelaborparameter sind unauffällig. Insbesondere sind die Entzündungsparameter CPR und BSG nicht erhöht.

Sonographie

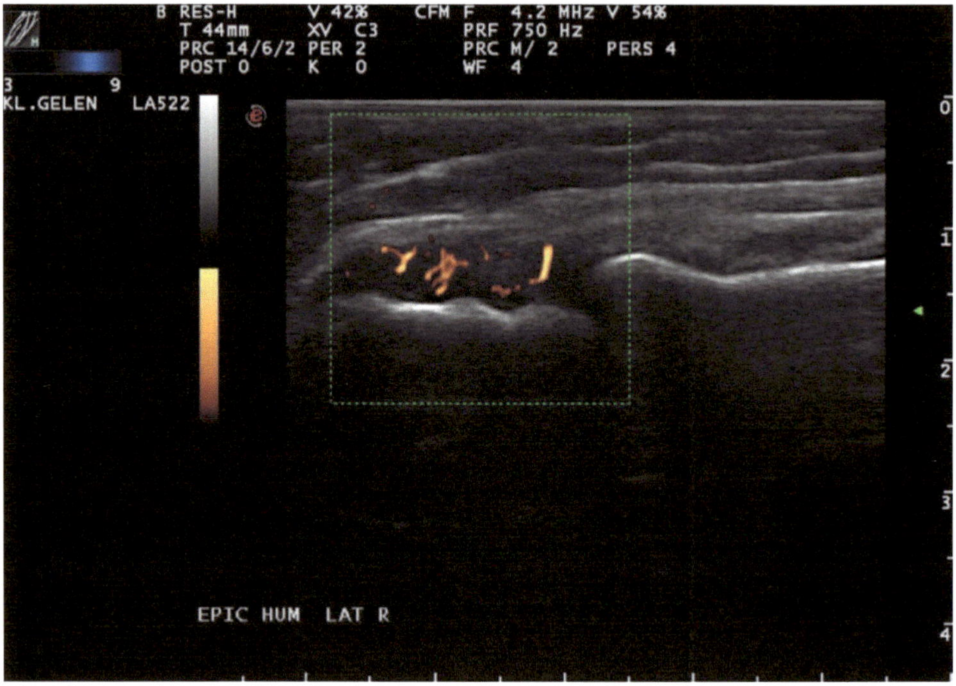

Abbildung 2.4: Sonographie Ellenbogen rechts, Längsschnitt über dem Epicondylus lateralis

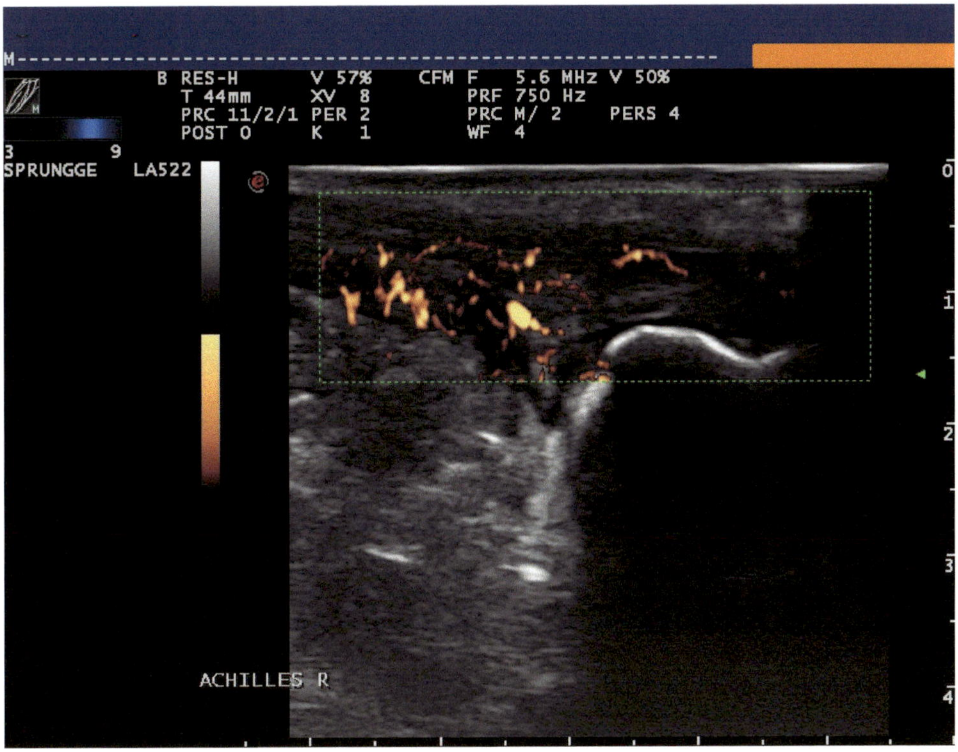

Abbildung 2.5: Sonographie der Achillessehne rechts

Diagnostisch kann im konkreten Fall eine Sonographie hilfreich sein. Typische sonographische Zeichen der Enthesitis sind eine echoarme Verdickung der Sehne am Übergang zum Knochen, eine vermehrte Powerdoppleraktivität in der Sehne sowie erosive oder osteoproliferative Reaktionen des Knochens (Enthesophyt oder Erosion). Alternativ zur Sonographie kann eine Kernspintomographie (MRT) eingesetzt werden, um die Entzündung an den Enthesen darzustellen. Die MRT hat im Vergleich zur Sonographie den Vorteil, dass auch Entzündungen im Kochen dargestellt werden können. Röntgenbilder der betroffenen Regionen führen in der Regel nicht weiter.

Abbildung 2.4 zeigt das typische sonographische Bild einer Enthesitis am Ellenbogen. Links ist der Epicondylus humeri lateralis dargestellt (Knochen = weiße Linie). Die darüber liegenden Strecksehnen sind echoarm verdickt. In der Sehne ist eine erhebliche Powerdoppleraktivität nachweisbar.

In **Abblidung 2.5** ist sonographisch das Mischbild einer ausgeprägten Enthesitis und Tendinitis der Achillessehne sichtbar. Rechts ist der Calcaneus abgebildet (Knochen = weiße Linie). Die Achillessehne ist im Bereich der Enthese aber auch darüber hinaus echoarm verdickt. In der Sehne ist erhebliche Powerdoppleraktivität. Der Knochen (Calcaneus) selbst ist scharf und glatt begrenzt, was darauf hindeutet, dass die Entzündung noch nicht sehr lange besteht.

Endgültige Diagnose

Aufgrund der Anamnese, der typischen Klinik, der Schuppenflechte der Haut und des sonographischen Befundes kann die Diagnose eine Psoriasisarthritis mit Enthesitis gestellt werden. Die CASPAR-Kriterien werden erfüllt.

Ziel der Therapie

Ziel der Therapie ist es, die Erkrankung in die Remission zu überführen.

Medikamentöse Therapie

Im konkreten Fall sind Kortikosteroide in der Regel systemisch wenig hilfreich, da sie die Krankheitsmanifestation nicht ausreichend beeinflussen. Insbesondere kann es nach Reduktion der Kortikosteroide zu einer deutlichen Verschlechterung der Hautpsoriasis kommen (Rebound Effekt). Bei leichteren Verlaufsformen können Nichtsteroidale Antirheumatika (NSAR) oder Coxibe wie z. B. Ibuprofen, Diclofenac oder Celecoxib eingesetzt werden, da sie neben der Schmerzlinderung auch antientzündlich wirken. Eine medikamentöse Therapie ist im konkreten Fall sinnvoll. Die klassischen DMARD-Therapien, wie Methotrexat oder Leflunomid sind bei dieser Manifestation der Psoriasisarthritis aber in der Regel nicht wirksam. Der Einsatz eines Biologikums, insbesondere eines TNF-alfa-Blockers oder eines Interleukin 17-Hemmers, wirken bei einer Enthesitis oft gut.

Rehabilitation

Sozialmedizin

Beim intensiven Sport wirken deutliche Kräfte auch auf die Sehnenansätze. Der Patient absolviert aktuell ein Studium mit dem Ziel, Diplom-Sportlehrer zu werden. Ein wichtiger Aspekt einer Rehabilitation besteht auch darin, die berufliche Situation zu überprüfen. Ein sinnvolles sozialmedizinisches Assessment sollte nach medikamentöser Einstellung erfolgen, da erst dann klar ist, in welchem Ausmaß Funktionseinschränkungen persistieren.

Physiotherapie / Bewegungstherapie

Durch die Enthesitis der Achillessehne kann es zu Schonhaltungen kommen. Diese können Auswirkungen auf die gesamten Bewegungsketten haben und zu Sekundärproblemen in den weiter kranial gelegenen Bewegungssegmenten z. B. der Wirbelsäule führen. Ziel der Therapie ist es, die Bewegungsketten als Ganzes zu behandeln, wodurch die intermuskuläre Koordination angeregt wird.

Balneologie: Sole-Phototherapie

Das ortsgebundene Heilmittel Sole kann zusammen mit phototherapeutischen Maßnahmen (Ultraviolett/UV-Licht) zur Behandlung der Hauteffloreszenzen bei Psoriasis eingesetzt werden. Es werden die Effekte des Badens im Toten Meer nachgeahmt: Sole und UV-Licht. Durch ein Wannenbad in hochprozentiger Sole weichen die Schuppen auf, das UV-Licht führt zu einer Reduktion der lokalen Entzündungsmediatoren in den Psoriasiseffloreszenzen.

Zusammenfassung

Eine Enthesitis ist eine diagnostische und therapeutische Herausforderung. In vielen Fällen wird die Symptomatik über lange Zeit als reine Überlastungsreaktion fehlinterpretiert. Mit der Einführung der Biologika stehen wirkungsvolle Medikamente zur Therapie zur Verfügung.

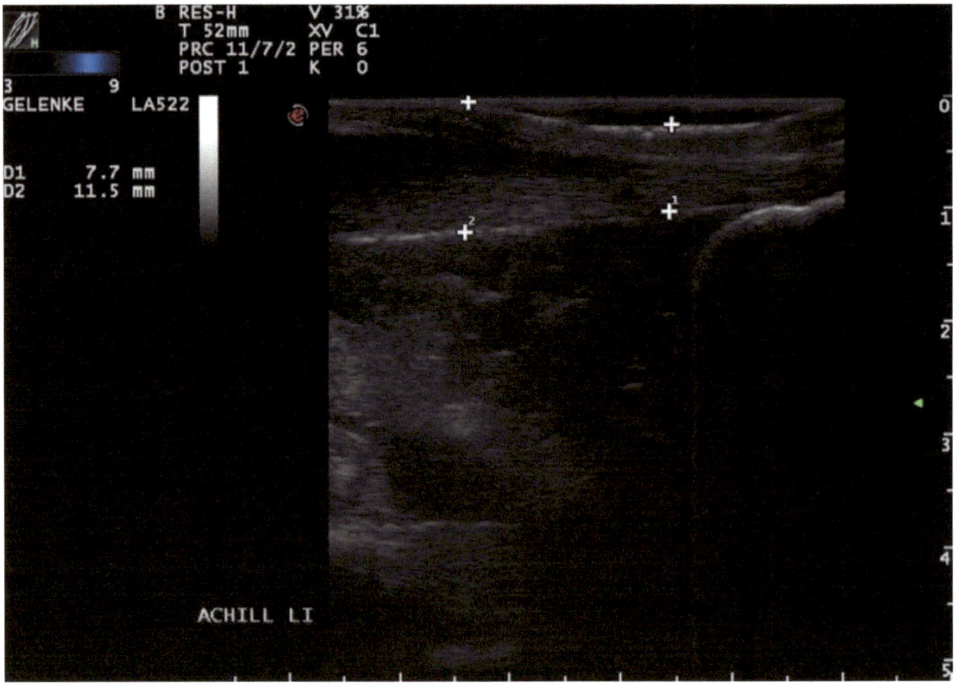

Abbildung 2.6: Sonographie Achillessehne links

In Abgrenzung zu den entzündlichen Veränderungen der Abbildungen 2.4 und 2.5 zeigt **Abbildung 2.6** das typische sonographische Bild einer Überlastung der Achillessehne durch exzessiven Sport bei einem anderen Patienten. Rechts ist der Calcaneus abgebildet (Knochen = weiße Linie). Die Enthese selber stellt sich unauffällig dar. Weiter proximal ist die Achillessehne spindelförmig verdickt, was typisch für mechanische Überlastung ist.

Kapitel 3

Spondyloarthritiden

Unter dem Begriff Spondyloarthritiden werden entzündlich-rheumatische Erkrankungen subsummiert, die klinisch und immunologisch Gemeinsamkeiten aufweisen.

- Axiale Spondyloarthritis / Ankylosierende Spondylitis
- Psoriasisarthritis
- Arthritis bei entzündlichen Darmerkrankungen
- Reaktive Arthritis
- HLA-B27 positive anteriore Uveitis

3.1 Fall 5 — Axiale Spondyloarthritis

Anamnese

Eine 40-jährige Frau klagt über tiefsitzende Rückenschmerzen, die sie insbesondere nachts stark belasten. Die Beschwerden sind so stark, dass sie davon regelmäßig wach wird. Der Schlaf wird mehrfach unterbrochen. Am stärksten sind die Schmerzen um fünf Uhr morgens. Die Patientin erfährt Linderung, wenn sie aufsteht und sich bewegt. Die Rückenschmerzen strahlen in die Glutealmuskulatur aus. Die Beschwerdesymptomatik ist für sie vollständig unverständlich. Sie ist insgesamt sehr sportlich. Dabei bemerkt sie, dass sportliche Aktivität ihr gut tut. Abends ist sie fast vollständig beschwerdefrei.

Aufgrund der Beschwerden wurde ein MRT der Lendenwirbelsäule durchgeführt. Dabei konnte ein Bandscheibenvorfall L5 - S 1 ohne Kompression der Nervenwurzel diagnostiziert werden. Die Patientin erhielt 6-mal Physiotherapie und erlernte Eigenübungen. Die Beschwerden persistieren jedoch. Seit einigen Wochen sind deutliche Schmerzen an den Sternoclaviculargelenken (SC-Gelenke) vorhanden. Die Schmerzen werden stärker, wenn die Patientin auf der Seite liegt und bei der Abduktion der Arme.

Vom Hausarzt erhielt sie Ibuprofen 800 mg. Aus Angst vor Nebenwirkungen möchte sie die Medikation jedoch nicht regelmäßig einnehmen.

Der Vater der Patientin leidet an einer Ankylosierenden Spondylitis. Bei der näheren Anamnese berichtet die Patientin, dass sie vor einigen Jahren zweimal eine Iritis am rechten Auge hatte. Das rechte Auge war damals rot und sehr schmerzhaft. Die Patientin war sehr lichtempfindlich. Eine Therapie mit Cortison-Augentropfen hatte schnell Besserung gebracht.

Untersuchungsbefund

Bei der klinischen Untersuchung der Wirbelsäule lasst sich ein Druckschmerz über den Iliosakralgelenken (ISG) beidseits auslösen. Das Mennell´sche-Zeichen ist positiv. Die Beweglichkeit der Lendenwirbelsäule ist eingeschränkt. Der Schober-Index zeigt eine eingeschränkte Entfaltbarkeit um 2 cm. Die übrigen Abschnitte der Wirbelsäule sind frei beweglich. Die Sternocalavikulargelenke (SC-Gelenke) sind beidseits deutlich geschwollen, leicht gerötet und überwärmt (**Abbildung 3.1)**.

Die peripheren Gelenke sind unauffällig. Es finden sich keine Sehnenansatzprobleme. Bei der aktuellen Untersuchung sind beide Augen reizlos.

Arbeitsdiagnose

Die typische Beschwerdeschilderung, der Untersuchungsbefund, die positive Familienanamnese lassen an eine axiale Spondyloarthritis mit Beteiligung der SC-Gelenke denken. Bei Beteiligung der SC-Gelenke ist auch immer

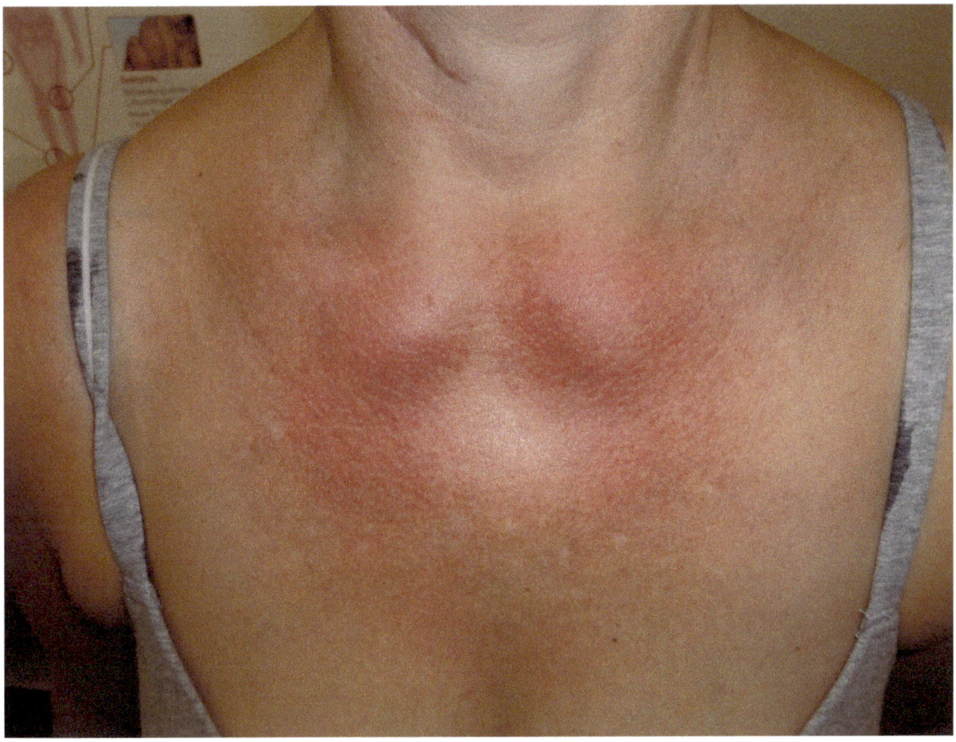

Abbildung 3.1: Sternum und Sternoclavikulargelenke

an ein SAPHO-Syndrom zu denken (SAPHO= Synovitis, Akne, Psoriasis pustulosa, Hyperostosis, Osteoitis). Die übrigen Manifestationen lagen aber im konkreten Fall nicht vor.

Diagnostik

Labor

Das HLA B27 ist im konkreten Fall positiv, die übrigen Laboruntersuchungen sind unauffällig.

Röntgen/MRT

Es bietet sich als weiterführende Diagnostik eine MRT-Untersuchung der Iliosakralgelenke (ISG) an. Eine klassische Röntgenübersichtsaufnahme der

ISG-Gelenke ist in den ersten Jahren der Erkrankung oftmals unauffällig. Das MRT kann dagegen bereits sehr frühzeitig ein Knochenmarksödem an der ISG-Fuge zeigen (Akuitätszeichen der Entzündung). Außerdem sind Chronizitätszeichen der Entzündung in Form von Usuren, einer knöchernen Ankylose des Iliosakralgelenkes, möglich. Im konkreten Fall sind Akuitätszeichen und Chronizitätszeichen im MRT positiv.

Sonographie Gelenke

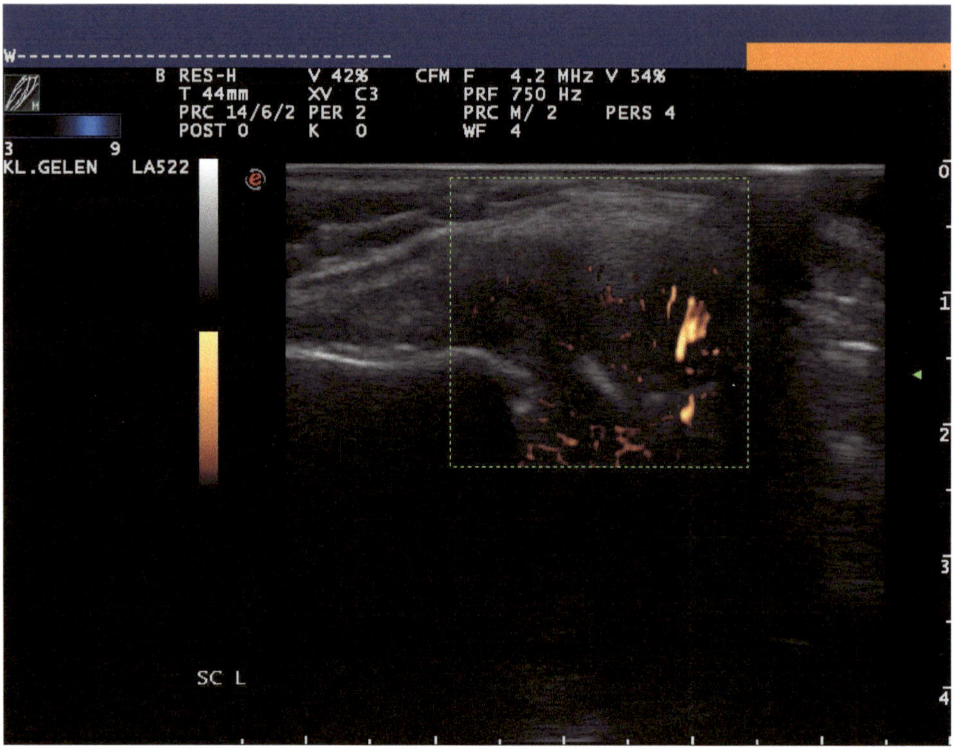

Abbildung 3.2: Sonographie des SC-Gelenks links

Die **Abbildung 3.2** zeigt den Sonographiebefund des SC-Gelenks. Die weiße Linie links im Bild ist das Sternum. Die weiße Linie rechts die Clavicula. Das SC-Gelenk ist massiv geschwollen, es ist eine starke Powerdoppleraktivität vorhanden.

Augenarzt

Vom Augenarzt wird ein Befundbericht angefordert in dem eine Iridozyklitis beschrieben wird. Aktuell ist keine Entzündungsaktivität am Auge vorhanden.

BASDAI, BASFI

Zur Beurteilung der Krankheitsaktivität bietet sich die Durchführung eines Aktivitäts-Scores an. Verwendet wird der „Bath Ankylosing Spondylitis Disease Activity Index" (BASDAI) und der „Bath Ankylosing Spondylitis Functional Index" (BASFI). Der Gesamtsummenwert aus den Score-Systemen gibt einen guten Anhaltspunkt für die Aktivität der Erkrankung und dient auch zur Verlaufs- und Therapiekontrolle.

Klassifikationskriterien

Die Diagnose axiale Spondyloarthritis kann gestellt werden, wenn die ASAS-Klassifikationskriterien erfüllt werden. Diese sind erfüllt, wenn chronische Rückenschmerzen bei typischen Spondyloarthritis-Kriterien vorliegen. Im konkreten Fall ist das HLA B27 positiv, das MRT der ISG zeigt eine aktive Entzündung und es werden die typischen Kriterien des entzündlichen Kreuzschmerz erfüllt (nächtlicher Schmerz, der durch Bewegung gebessert und durch Ruhe verschlechtert wird und im Alter < 40 Jahren auftritt).

Endgültige Diagnose

HLA B27 positive axiale Spondyloarthritis mit Befall der Wirbelsäule, der Augen und der SC-Gelenke."

Nomenklatur

Verwendet werden sowohl die Begriffe „axiale Spondyloarthritis“ als auch Ankylosierende Spondylitis. Der Terminus „axiale Spondyloarthritis“ (axSpA) ist moderner, weil er alle Stadien der Erkrankung beschreibt (sowohl mit als auch ohne Verknöcherung). Die Diagnose Ankylosierende Spondylitis darf nur dann gestellt werden, wenn im Röntgenbild eindeutige Verknöcherungen nachweisbar sind.

Ziel der Therapie

Entscheidendes Ziel der Therapie ist es, die Entzündung an kleinen Wirbelgelenken und an den Iliosakralgelenken zu vermindern und die irreversible Verknöcherung der Sehnen und Bänder an der Wirbelsäule zu verhindern. Beeinflusst werden soll die immunologisch-vermittelte Entzündung der Grenzfläche zwischen Wirbelkörper und Sehnen sowie Bändern.

Medikamentöse Therapie

Anders als bei anderen entzündlich-rheumatologischen Erkrankungen sind die typischen DMARD-Therapien, wie Methotrexat, Leflunomid oder Sulfasalazin, beim reinen Wirbelsäulenbefall nicht effektiv. Auch der Einsatz von Kortikosteroiden beeinflusst den Langzeitverlauf der Erkrankung nicht und sollte daher unterbleiben.

Ganz im Vordergrund steht zunächst eine antientzündliche und analgetische Therapie, wobei in den Leitlinien NSAR in adäquater Dosis mit einer Abdeckung über 24 Stunden empfohlen werden. Die Umsetzung der Leitlinie scheitert in der Praxis oftmals an auftretenden Nebenwirkungen (insbesondere gastrointestinaler Unverträglichkeit). Des Weiteren kommt es manchmal zu Blutdruckerhöhungen oder allgemeinem Unwohlsein. Wenn durch NSAR keine ausreichende Wirkung erzielt wird, ist gemäß den Therapieleitlinien der Einsatz einer Biologika-Therapie (z. B. einer Anti-TNF-Therapie) sinnvoll. Diese ist hocheffektiv und führt bei vielen Patienten zu einer deutlichen Verbesserung der Situation, u. a. durch die Reduktion der Entzündung mit

Verbesserung der Beweglichkeit. Nach den bisherigen Daten ist eine TNF-blockierende Therapie langfristig durchzuführen. Dieses kann für den Patienten eine psychische Belastung darstellen und sollte ihm im Rahmen einer Patientenschulung eingehend erklärt werden (Krankheitsverarbeitung).

In bestimmten Fällen kann auch die lokale Einspritzung von Cortison in die Iliosakralgelenke bei starken Beschwerden hilfreich sein. Dies ist jedoch immer eine symptomatische Therapie, die den Langzeitverlauf nicht beeinflusst.

Rehabilitation

Die meisten Patienten mit axialer Spondyloarthritis sind bei Erstmanifestation zwischen 20 und 40 Jahren alt, somit in einem Alter, wo gravierende Entscheidungen für das weitere Leben anstehen. Die Erkrankung kann in dieser Lebensphase starke Auswirkungen auf den Beruf und das Privatleben haben. Die Familienplanung steht in vielen Fällen an. Im Rahmen einer Rehabilitation werden Schulungen zur Erkrankung durchgeführt, die berufliche Situation wird geklärt, die Patienten werden zu regelmäßiger Sporttherapie motiviert und psychische Auswirkungen thematisiert. Grundlage der Rehabilitation sind multimodale Konzepte.

Physiotherapie und Bewegungstherapie

Durch eine sachgerechte Bewegungstherapie der Wirbelsäule kann der Entzündungsprozess an der Grenzfläche zwischen Wirbelgelenk und Sehne deutlich reduziert, bzw. aufgehalten werden. Der Mechanismus hierfür ist bislang nicht vollständig geklärt. Zeitgleich braucht der Patient eine Unterweisung, um ein für ihn adäquates Sport- und Bewegungsprogramm umzusetzen. Auch dieses hat das Ziel durch die Bewegung einer Verknöcherung der Gelenkstrukturen der Wirbelsäule entgegenzuwirken. Elemente einer solchen Therapie sind unter anderem Ausdauertraining, Haltungsschulung, Muskeldehnung und Atemtherapie.

Balneologie

Naturmoor wirkt detonisierend, schmerzlindernd und durchblutungsfördernd.

Zusammenfassung

Die Anamnese, der typische Untersuchungsbefund und die Zusatzbefunde zeigen im konkreten Fall das klassische Bild einer HLA B27 assoziierten axialen Spondyloarthritis.

Der beim Patienten beschriebene Bandscheibenvorfall passt nicht zur Symptomatik und kann daher leicht zu einer Fehlinterpretation der Situation führen. Somit muss diese Differenzialdiagnose verlassen werden. Durch eine frühzeitige Therapie gelingt es den Krankheitsprozess deutlich aufzuhalten. Dabei spielen physiotherapeutische und sporttherapeutische Maßnahmen eine ganz entscheidende Rolle. Es ist sinnvoll, bei Patienten mit axialer Spondyloarthritis frühzeitig eine stationäre Rehabilitation zu veranlassen, um so Funktionseinschränkungen und Auswirkungen der Erkrankung auf Beruf und Alltag frühzeitig umfassend zu behandeln.

Bei vielen Patienten ist es möglich, durch den Einsatz von NSAR die entzündliche Aktivität der Erkrankung zu reduzieren. Wenn diese Maßnahmen nicht ausreichen, kommen biologische DMARD-Therapien in Betracht. Dabei ist es wichtig, die Therapie frühzeitig zu beginnen, da knöcherne Veränderungen, die mit der Versteifung der Wirbelsäule einhergehen, irreversibel sind. Grundsätzlich können die Labor-Entzündungsparameter erhöht sein, dies ist jedoch nicht zwingend. Ein erhöhtes CRP ist ein Risikofaktor für einen progressiven Verlauf. Die meisten Patienten mit axialer Spondyloarthritis sind HLA B 27 positiv, ein negatives HLA B27 schließt die Erkrankung aber nicht aus.

Die **Abbildungen 3.3 a) und b)** zeigen typische Röntgenbilder der Lendenwirbelsäule eines Spätstadiums einer Ankylosierenden Spondylitis. In der Seitaufnahme ist eine Verknöcherung des vorderen Längsbandes sichtbar. In der ap-Aufnahme ist das sogenannte „Trambahnphänomen“ nachweisbar: durch die Verknöcherung der Seitenbänder und des Längsbandes zwischen den Dornfortsätzen entsteht der optische Eindruck von „Straßenbahnschienen“.

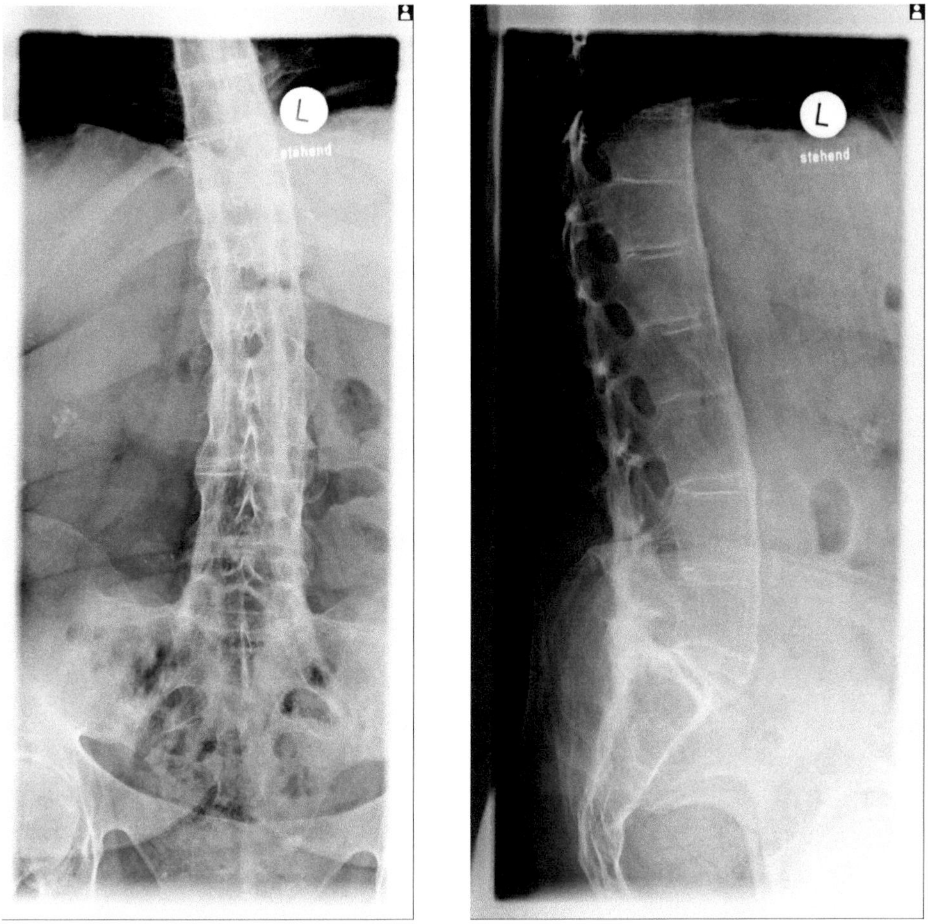

(a) (b)

Abbildung 3.3: Röntgen LWS in 2 Ebenen

3.2 Fall 6 — Anteriore Uveitis

Anamnese

Ein 30-jähriger junger Mann klagt immer wieder über Phasen eines einseitig geröteten Auges mit Schmerzen. Zunächst war nur das rechte Auge betroffen, in den letzten Monaten kommt es immer wieder auch zu einer einseitigen Affektion des linken Auges.

Andere Beschwerden gibt der Patient nicht an. Vom Augenarzt wurde aufgrund des typischen Untersuchungsbefundes die Diagnose einer rezidivierenden Iridozyklitis gestellt. Der Patient wird jetzt beim Rheumatologen vorgestellt, um eine Ursache zu finden.

Die Familienanamnese ist unauffällig. Vorerkrankungen liegen nicht vor. Die Medikamentenanamnese ist ebenfalls unauffällig.

Untersuchungsbefund:

Der allgemein internistische und rheumatologische Untersuchungsbefund sind komplett unauffällig. Zum Zeitpunkt der Vorstellung in der rheumatologischen Sprechstunde besteht auch keine Augenbeteiligung.

Arbeitsdiagnose:

Aufgrund der bereits vom Augenarzt gestellten Diagnose einer immer wiederkehrenden Iridozyklitis, ohne Hinweis für eine infektiologische Genese, ist diese vordere Uveitis als autoimmunologische Erkrankung zu verstehen. Andere Krankheitsmanifestationen bzw. Organmanifestationen können vorkommen, sind jedoch keineswegs zwingend.

Diagnostik

Labor

Die Routinelabordiagnostik ist im konkreten Fall unauffällig. Der Patient ist HLA-B-27 positiv. Aus differenzialdiagnostischen Gründen werden die folgenden Parameter bestimmt, die negativ sind: Anti-Nukleäre Antikörper (ANA), Anti-Neutrophile cytoplasmatische Antikörper (ANCA), Angiotensin Converting Enzym (ACE), löslicher Interleukin 2 Rezeptor.

Röntgen Thorax

Unauffälliger Befund, insbesondere kein Hinweis für eine Sarkoidose

Diagnose

Es kann die Diagnose einer HLA B27-assoziierten anterioren Uveitis (Iridozyklitis) gestellt werden. Das klinische Bild einer axialen Spondyloarthritis liegt nicht vor. Der autoimmunologische Mechanismus ist jedoch identisch.

Medikamentöse Therapie

Bisher wurde der Patient lokal mit kortisonhaltigen Augentropfen behandelt. Wenn die vordere Uveitis in immer kürzeren Abständen auftritt, sollte eine systemische immunsuppressive Therapie gewählt werden.

Patienten mit einer HLA B27-assoziierten vorderen Uveitis können mit den DMARD´s Sulfasalazin oder MTX behandelt werden. Mit diesen Medikamenten gelingt es in einem Teil der Fälle, eine Rezidivfreiheit zu erzielen. Es ist allerdings zu betonen, dass die Evidenzlage bei relativ spärlichen Literaturdaten schwach ist. Bei Therapieversagen der oben genannten Medikamente, ist eine TNFalpha-blockierende Therapie (TNF-Blocker) für die Behandlung möglich. Es besteht eine hohe Ansprechrate.

3.3 Fall 7 — Oligoarthritis

Anamnese

Es wird ein 35-jähriger Patient vorgestellt. Im letzten halben Jahr ist es immer wieder zu Aphten im Mund gekommen. Seit Jahren klagt der Patient über unspezifische intermittierend auftretende Bauchschmerzen. Das Gewicht ist konstant. Seit 3 Monaten hat der Patient 3–6 Durchfälle täglich, die zuletzt Blut- und Schleimbeimengungen hatten. Seit einer Woche sind das rechte Knie und das linke Sprunggelenk geschwollen. Er fühlt sich bereits seit längerem abgeschlagen und in seiner Leistungsfähigkeit deutlich eingeschränkt. Medikamente werden keine eingenommen. Die Familienanamnese ist unauffällig.

Untersuchungsbefund

Schwellung und leichte Überwärmung am rechten Knie und linken Sprunggelenk. Im Mund sind mehrere Aphten zu erkennen. Das Abdomen ist gebläht. Die Darmperistaltik ist verstärkt. Ansonsten ist der Untersuchungsbefund unauffällig.

Arbeitsdiagnose

Oligoarthritis ungeklärter nosologischer Zuordnung. Die Konstellation aus Arthritis und blutigen Diarrhoen lässt auch an eine chronisch entzündliche Darmerkrankung denken.

Diagnostik

Labor

Die Routinelabordiagnostik zeigt erhöhte Akutphase-Proteine. Das CRP ist auf das Dreifache der Norm erhöht. Die übrigen Routinelaborparameter sind regelrecht. Die Antinukleären Antikörper (ANA) sind negativ. Der Patient hat einen positiven pANCA-Wert in einem niedrigen Bereich.

Sonographie Gelenke

Synovitis im rechten Knie und linken oberen Sprunggelenk

Gastroskopie

Unauffällig

Koloskopie

In der Koloskopie zeigen sich hochfloride ulzeröse und aphtöse Veränderungen segmental in einzelnen Colonabschnitten. Die Histologie belegt eine Morbus Crohn-Erkrankung.

Diagnose

Der Patient hat eine Morbus Crohn-assoziierte Oligoarthritis. Patienten mit Morbus Crohn können durchaus pANCA positiv sein. Der pANCA ist relativ unspezifisch und tritt bei unterschiedlichen Autoimmunerkrankungen auf.

Medikamentöse Therapie

Die immunsuppressive medikamentöse Therapie muss sowohl die Arthritis als auch die chronisch-entzündliche Darmerkrankung abdecken. Neben Kortikosteroiden, die möglichst nur kurze Zeit genommen werden sollten, stehen andere immunsupressive Medikamente zur Verfügung. Bei Patienten, die auf die klassischen Immunsuppressiva nicht ansprechen, können verschiedene Biologika erfolgreich eingesetzt werden.

Kapitel 4

Vaskulitiden und Kollagenosen

4.1 Fall 8 — Polymyalgia rheumatica

Anamnese:

Eine 75-jährige Patientin kommt in die Sprechstunde. Sie berichtet, dass sie seit 6 Wochen ausgeprägte Schmerzen der Oberarme und der Glutealmuskulatur habe, die innerhalb weniger Tage entstanden seien. Die Beschwerden seien so stark, dass sie die Oberarme praktisch gar nicht mehr anheben könne und ihr das Ankleiden kaum noch möglich sei. Das Aufstehen vom Stuhl bereite ihr große Schwierigkeiten. Morgens seien die Beschwerden am stärksten.

Heftige temporale Kopfschmerzen, eine Kauclaudicatio, eine Amaurosis oder eine Claudicatio der oberen Extremitäten werden verneint.

Sie berichtet, dass sie mit Beginn der Erkrankung regelrecht „depressiv“ geworden sei. Sie habe keine Lust mehr am sozialen Leben teilzunehmen. Sie hat in der Krankheitsphase zwei Kilogramm an Gewicht verloren. Bei der Patientin ist ein Diabetes mellitus bekannt, ferner eine Hypertonie und eine kompensierte Herzinsuffizienz.

Untersuchungsbefund:

Bei der rheumatologischen Untersuchung zeigt sich eine schmerzbedingte aktive Bewegungseinschränkung beider Schultergelenke bei normaler passiver Beweglichkeit. Zusätzlich gibt die Patientin Schmerzen bei der Untersuchung beider Kniegelenke an. Die übrigen Gelenke sind aktiv und passiv frei beweglich.

Muskelatrophien bestehen nicht. Die Haltung ist schlecht. Die Aufrichtung der Brustwirbelsäule bereitet große Probleme.

Der Blutdruck beträgt an beiden Armen 120/80 mmHg. Über den Hals-, Arm- und Beinarterien werden keine Strömungsgeräusche auskultiert.

Arbeitsdiagnose

Aufgrund der typischen Beschwerdeschilderung und des Untersuchungsbefundes mit Hinweisen für eine entzündliche Affektion an den Schulter- und Kniegelenken besteht der Verdacht auf eine Polymyalgia rheumatica.

Diagnostik:

Labor

BSG und CRP sind deutlich erhöht. Die übrigen Routinelaborparameter sind unauffällig.

Röntgen Schultern

Leichter Humeruskopfhochstand, sonst unauffälliger Befund.

Sonographie Gelenke

In der Sonographie der Schulter zeigen sich eine Tenovaginitis der langen Bicepssehne und eine moderate Bursitis subdeltoidea. **Abbildung 4.1** zeigt einen lateralen Längsschnitt der Schulter. Die weiße Linie ist der Humeruskopf. Darüber liegt der M. supraspinatus. Zwischen M. supraspinatus und dem oberflächlichen M. deltoideus sieht man die Bursitis subdeltoidea (zwischen den Bild-Markern). **Abbildung 4.2** zeigt einen anterioren Längsschnitt der Schulter. Dargestellt ist die lange Bicepssehne. Oberhalb und unterhalb der Bicepssehne ist echoarm die verdickte Sehnenscheide dargestellt. Die Powerdoppleraktivität belegt die entzündliche Aktivität.

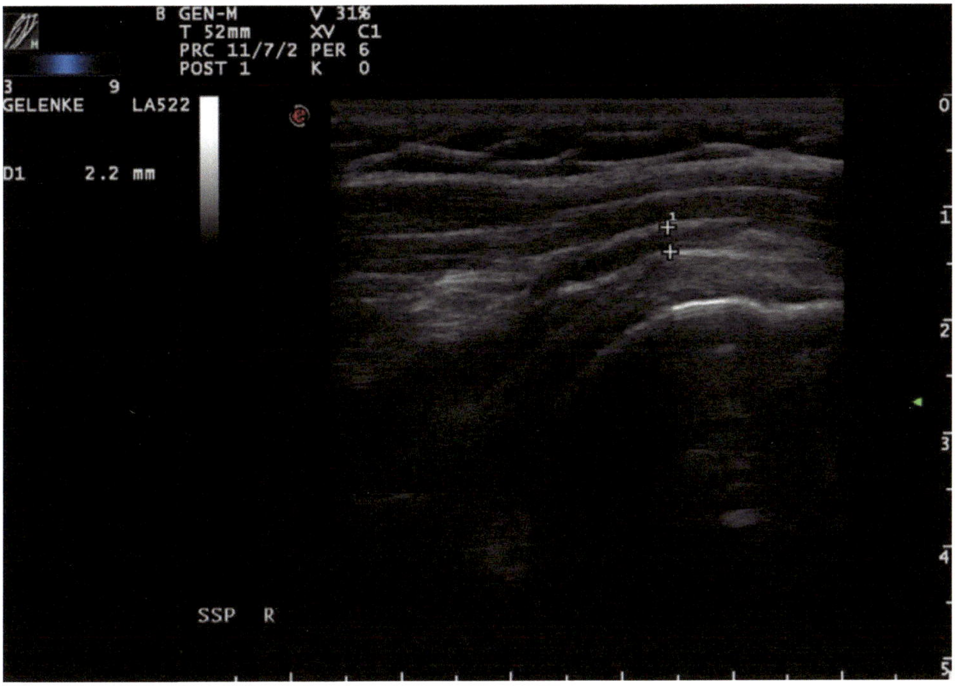

Abbildung 4.1: Sonographie der Schulter/ lateraler Längsschnitt

In der Sonographie der Hüfte zeigt sich eine Bursitis trochanterica. **Abbildung 4.3** stellt einen Querschnitt über dem Trochanter (weiße scharfe Linie) dar. Die echoarme Struktur (zwischen den Bildmarkern) ist die entzündete Bursa trochanterica.

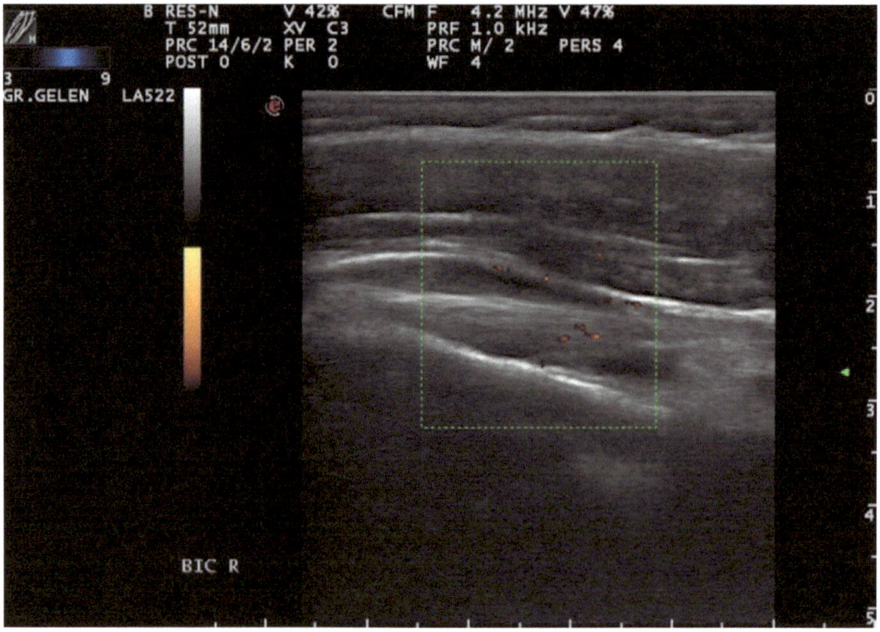

Abbildung 4.2: Sonographie der Schulter/ anteriorer Längsschnitt

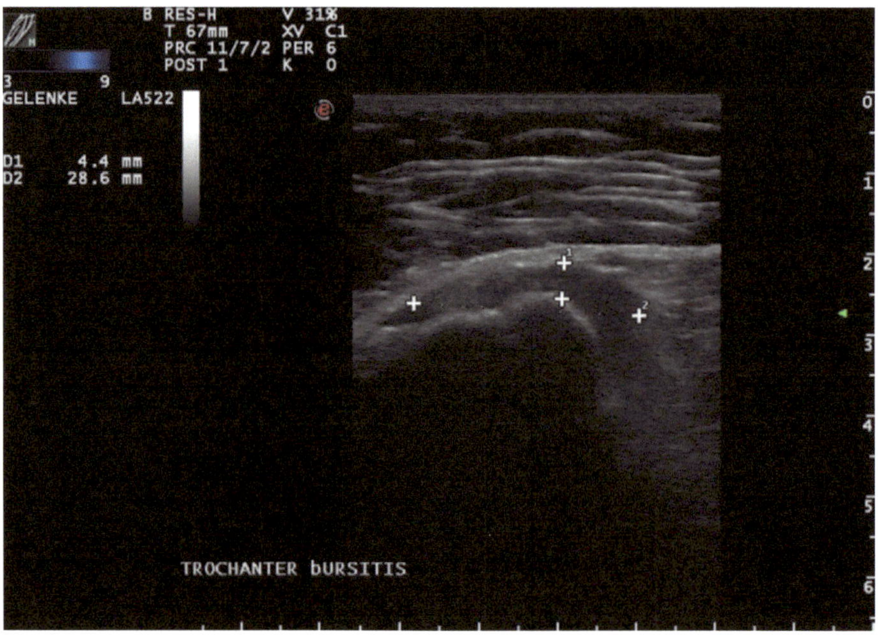

Abbildung 4.3: Sonographie der Hüfte/ Querschnitt über dem Trochanter major

Die hier abgebildeten Sonographiebefunde sind typisch für eine Polymyalgia rheumatica. In der Sonographie des rechten Kniegelenkes zeigt sich ein Erguss, der als begleitende Arthritis im Rahmen der Polymyalgia rheumatica zu interpretieren ist.

Sonographie Arterien

Die Arteria (A.) temporalis, A. carotis, A. vertebralis, A. subclavia, A. brachialis und A. femoralis wurden beidseits untersucht. Es zeigt sich keine entzündliche Wandverdickung (Halo).

Weitere Diagnostik

Eine weitergehende Untersuchung der Muskulatur mittels Myosonographie, MRT oder EMG und ENG liefern in der Regel unauffällige Befunde und wäre nur von Bedeutung, wenn differenzialdiagnostisch eine Myositis abgegrenzt werden müsste.

Ein klassischer Zusammenhang zu einer Neoplasie kann aufgrund zahlreicher Studien nicht hergestellt werden.

Diagnose

Aufgrund der typischen Anamnese, der erhöhten Entzündungsparameter und der typischen Sonographiebefunde kann die Diagnose gesichert werden.

Differenzialdiagnostik

Klinisch und sonographisch wurde kein Hinweis auf eine koinzidente Riesenzellarteriitis gefunden.

Differenzialdiagnostisch kommt außerdem eine rheumatoide Arthritis im höheren Lebensalter (late onset rheumatoid arthritis: LORA) in Betracht. Die Polymyalgia rheumatica und die LORA sind sehr eng verwandt.

Das Leitsymptom der Polymyalgia rheumatica ist der Muskelschmerz, das Leitsymptom einer Myositis ist die meist proximal betonte Muskelschwäche. Dennoch kann in Einzelfällen die Abgrenzung zur Polymyositis schwierig sein. Bei einer Myositis ist eine erhöhte Creatinkinase (CK) zu erwarten. Zu denken ist ferner an eine nicht-entzündliche Muskelerkrankung. Dabei wären die Entzündungsparameter, die Sonographie und der abrupte Beginn untypisch.

Medikamentöse Therapie

Die Patienten mit Polymyalgia rheumatica sprechen umgehend auf den Einsatz von Kortikosteroiden an. Innerhalb von zwei bis drei Tagen fühlen sich die Patienten wie ausgewechselt, fühlen sich wieder gesund. Auch die depressive Stimmungslage ändert sich sofort. Anders als früher werden heute niedrige systemische Steroiddosierungen eingesetzt (Beginn mit ca. 20 mg Prednisolon). Älteren Patienten ist von einer Hochdosis-Prednisolon-Gabe eher abzuraten, da es u. a. zu psychotischen Symptomen, einer Erhöhung des Blutdrucks, einer Verschlechterung eines Diabetes mellitus, einer schweren Osteoporose und Infekten kommen kann.

In der Regel ist eine Cortisontherapie über längere Zeit erforderlich. Die mittlere Therapiedauer liegt statistisch bei ca. 1,5 Jahren. Bei einigen Patienten ist sogar eine dauerhafte Therapie erforderlich.

Um möglichst schnell die systemischen Steroide reduzieren zu können, sollte frühzeitig auch die Möglichkeit einer DMARD-Therapie in Form von Methotrexat oder einem Interleukin-6-Hemmer erwogen werden. Ziel muss es sein, innerhalb von zwei bis drei Monaten eine Prednisolon-Dosis unter der Cushing-Schwellendosis zu erreichen.

Rehabilitation

Patienten mit einer Polymyalgia rheumatica haben oft ein höheres Alter. Wie im konkreten Fall können Begleiterkrankungen wie eine Herzinsuffizienz oder ein Diabetes bestehen, die durch die Entzündung und das Cortison negativ beeinflusst werden. Umso wichtiger ist es, möglichen Dekompensationen dieser Erkrankungen entgegenzuwirken. Während einer stationären Rehabilitation erfolgt ein überwachtes, klar definiertes Herz-Kreislauftraining, das dann ambulant weitergeführt werden kann. Die Patienten werden über die Erkrankung und über die Medikation aufgeklärt. Insbesondere kommt der Prophylaxe einer Osteoporose eine zentrale Rolle zu. Eine entscheidende Ursache von Stürzen mit konsekutiven Frakturen ist eine schwache Oberschenkelmuskulatur. Durch die Cortisontherapie kann eine Steroidmyopathie entstehen, die ihrerseits Stürze befördert. Während der stationären Rehabilitation werden gezielt Maßnahmen zur Sturzprophylaxe geschult. Dabei werden sowohl Koordination als auch Muskelkraft trainiert.

Prognose

Insgesamt ist die Prognose der Polymyalgia rheumatica bei rechtzeitiger Diagnosestellung gut. Problematisch sind die lange Therapienotwendigkeit und die unerwünschten Arzneimittelwirkungen des Cortisons. Die Polymyalgia rheumatica tritt vornehmlich im höheren Lebensalter auf. Wichtig ist bei Diagnosestellung auch abzuklären, ob Hinweise für eine Riesenzellarteriitis bestehen. Im Zweifel sollte eine umfassende Sonographie der Hals-, Arm- und Beinarterien erfolgen.

4.2 Fall 9 — Riesenzellarteriitis

Anamnese

Ein 63-jähriger Mann, bis auf eine Hypertonie gesund, klagt am Wochenende akut über starke Unterkieferschmerzen. Auf einer VAS-Schmerzskala wird der höchste Wert (10 von 10) angegeben. Daraufhin stellt er sich beim zahnärztlichen Notdienst vor, der keinen eindeutig pathologischen Befund erheben kann. In der folgenden Nacht sind die Beschwerden so stark, dass er hochdosiert Schmerzmittel einnimmt. Diese haben praktisch keinen Effekt. Es stellen sich rasende einseitige Kopfschmerzen ein. Am nächsten Morgen fällt der Ehefrau eine deutliche Verhärtung über der rechten Schläfe auf. Die Schläfenseite ist so berührungsempfindlich, dass bereits ein leichter Palpationsdruck zu Schmerzen führt. Der Patient berichtet von Schmerzen beim Kauen, die nach wenigen Bissen auftreten und dann nach Pausieren sich wieder zurückbilden (Kauclaudicatio).

Untersuchungsbefund

Bei der aktuellen Untersuchung ist die Arteria temporalis prominent zu sehen **(Abbildung 4.4)**. Bereits eine minimale Berührung der Arterie führt zu einer sehr starken Schmerzreaktion. Der Patient ist verzweifelt, dies bringt auch seine Körperhaltung zum Ausdruck. Der übrige allgemein internistische Befund ist unauffällig. Der periphere Pulsstatus ist ansonsten unauffällig.

Arbeitsdiagnose

Aufgrund der dargestellten typischen Klinik und des lokalen Befundes besteht der hochgradige Verdacht auf eine Riesenzellarteriitis (Arteriitis temporalis). Aufgrund des hochfloriden Befundes droht die Gefahr einer irreversiblen Erblindung. Es handelt sich um einen rheumatologischen Notfall.

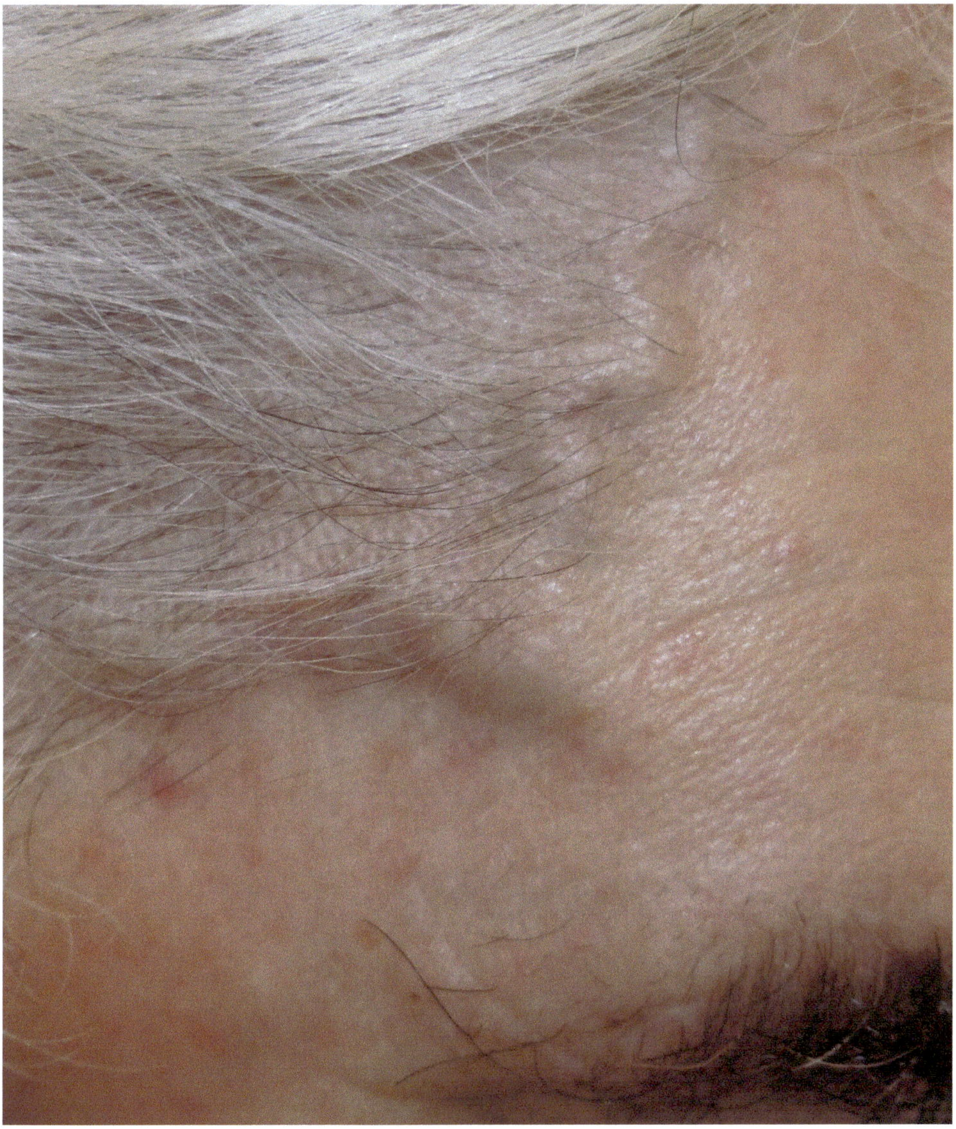

Abbildung 4.4: Kopf seitlich

Diagnostik

Labor

Die Entzündungsparameter CRP und BSG sind massiv erhöht. Das übrige Labor ist unauffällig.

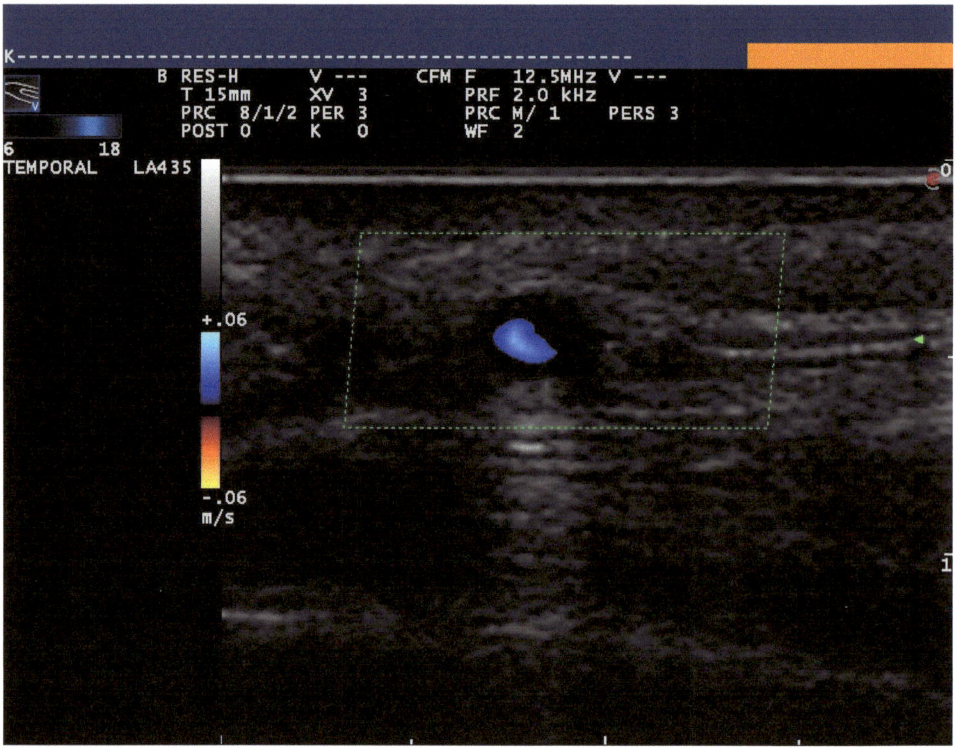

Abbildung 4.5: Sonographie der A. temporalis

Sonographie

Typischer Befund einer Riesenzellarteriitis der A. temporalis **(Abbildung 4.5**. Dargestellt ist die Arteria temporalis, die eine echoarme verdickte Gefäßwand hat (Halo). Die übrigen Arterien (A.) des Halses (A. carotis, A. vertebralis), der oberen Extremitäten (A. subclavia, A. axillaris, A. brachialis) und der unteren Extremitäten (A. femoralis communis und superficialis) zeigen keine Veränderungen.

Histologie

Es wird eine Histologie aus der betroffenen Arteria temporalis entnommen. Diese bestätigt die Diagnose einer Riesenzellarteriitis.

Weiterführende Diagnostik

Eine Positronen-Emissions-Tomographie (PET) oder eine MRT der Aorta wird nicht durchgeführt, da klinisch kein Hinweis für einen Befall der Aorta oder der großen Armarterien besteht.

Duale-Röntgen-Absorptionsmetrie (DXA)

Die DXA-Messung zeigte an der LWS einen T-Score Wert von -2,9 und am Femur gesamt von -2,1.

Diagnose

Riesenzellarteriitis mit Befall der A. temporalis, Koinzidente Osteoporose ohne Frakturen.

Therapie

Eine Therapie mit 80 mg Prednisolon täglich und 20 mg MTX/Woche wird begonnen. Sollte es nicht gelingen, das Prednisolon in den nächsten 3 Monaten unter die Cushing-Schwelle zu bringen, so ist der Einsatz eines Interleukin 6-Hemmers zu diskutieren. Bei hohem Risiko für Frakturen unter Therapie wird gleichzeitig ein Bisphosphonat in Kombination mit Vitamin D und einer ausreichenden Calciumzufuhr eingesetzt.

Rehabilitation

Wie beim Fall 8 (Polymyalgia rheumatica) sind insbesondere das höhere Lebensalter, Begleiterkrankungen und unerwünschte Arzneimittelwirkungen des Cortisons von Bedeutung. Eine zentrale Problematik ist die Osteoporose, bei der es unter der Therapie zu erheblichen Frakturen an der Wirbelsäule und am Femur kommen kann.

Diskussion

Die Riesenzellarteriitis ist immer ein rheumatologischer Notfall und erfordert den umgehenden Einsatz von Cortison. Es besteht die Gefahr einer akuten, irreversiblen Erblindung und die Gefahr eines ischämischen Insults. Eine Riesenzellarteriitis ohne Amaurosis fugax und ohne neurologische Ausfälle wird initial meist mit einer Dosis von 1 mg Prednisolon pro Kilogramm Körpergewicht behandelt. Bei Amaurosis fugax oder akuten neurologischen Ausfällen wird meist 1 g Prednisolon pro Tag über 3 Tage mit anschließender Dosisreduktion gegeben. Wichtig ist festzuhalten, dass die medikamentöse Therapie längerfristig durchgeführt werden muss. Ein zu frühes Absetzen der Therapie führt fast immer zu einem Rezidiv der Erkrankung mit entsprechenden möglichen Komplikationen.

Daher sollte eine cortisoneinsparende DMARD-Therapie frühzeitig diskutiert werden. Methotrexat wird häufig eingesetzt. Ferner gibt es eine Zulassung für den IL-6-Antikörper Tocilizumab. Der Vorteil dieser Antikörpertherapie liegt darin, dass die Effektivität sehr gut ist bei geringer Nebenwirkungsrate.

Zu Beginn der Cortisontherapie sollte aufgrund des hohen Frakturrisikos unter der Hochdosis-Prednisolontherapie ein osteologisches Assessment erfolgen. Wenn das Frakturrisiko in den nächsten 10 Jahren höher als 30 % ist, wird eine spezifische Osteoporosetherapie empfohlen.

Die Histologie der A. temporalis war lange der Goldstandard zur Diagnosesicherung. Diese histologische Sicherung kann innerhalb der ersten Tage auch unter Steroidtherapie durchgeführt werden. Wichtig ist dabei, dass der Operateur Erfahrung mit dem Krankheitsbild hat und ein genügend langes Stück der Arteria temporalis entnimmt. Die Vaskulitis der Arteria temporalis hat einen klassisch segmentalen Befall, sodass bei einem zu kleinem Gewebestück die Gefäßentzündung nicht getroffen wird. Die aktuellen Empfehlungen besagen zudem, dass zur Diagnosesicherung ein eindeutiger Sonographiebefund eine Histologie entbehrlich machen kann.

4.3 Fall 10 — Lupus erythematodes

Anamnese

Eine 35-jährige Frau klagt seit einigen Wochen über zunehmenden Haarausfall. Ferner besteht seit Jahren eine ausgeprägte Sonnenempfindlichkeit. Bereits bei etwas höherer UV-Strahlung kommt es an unbedeckten Hautstellen nach einigen Minuten zu einem schweren Sonnenbrand. Seit über 10 Jahren ist eine schwere Migräne bekannt, die medikamentös kaum zu behandeln ist. In den letzten 14 Tagen klagt sie zusätzlich über ausgeprägte Muskel- und Gelenkbeschwerden. Die Familienanamnese ist unauffällig. Medikamente werden nicht eingenommen. Die Patientin hat mehrere Fehlgeburten erlitten. Vor 5 Jahren erkrankte sie an einer tiefen Beinvenenthrombose mit Rezidiv nach Absetzen der Antikoagulation.

Untersuchungsbefund

Der allgemein internistische Untersuchungsbefund ist unauffällig. Die Untersuchung der Gelenke und der Muskulatur ergibt ebenfalls keine Besonderheiten. Die neurologische Untersuchung zeigt keine Auffälligkeiten.

Arbeitsdiagnose

Die oben geschilderten Symptome lassen an eine Vielzahl von internistischen Erkrankungen denken. Bei der Kombination von Leistungsschwäche, Muskel-Gelenkschmerzen, Haarausfall, Migräne und Sonnenempfindlichkeit muss jedoch insbesondere auch an eine autoimmunologische Erkrankung gedacht werden. Es ergibt sich der Verdacht auf eine Kollagenose, insbesondere auf einen Lupus erythematodes.

Diagnostik

Labor

Im Rahmen der Labordiagnostik werden die Routinelaborparameter bestimmt. Es fallen eine Leukopenie von 3,3 Tsd/µl und eine Thrombopenie von 90 000/µl auf. Es besteht eine leichte mikrozytäre Anämie. Die Nieren- und Leberwerte sind im Normbereich. Im Urinstatus lassen sich eine Mikrohämaturie und eine leichte Proteinurie nachweisen.

Die antinuklearen Antikörper (ANA) sind hochpositiv und haben ein homogenes Muster. Die Doppelstrang-Desoxyribonukleinsäure-Antikörper (ds-DNS-Antikörper) sind ebenfalls positiv. Es besteht ein Komplementverbrauch, das C3- und C4-Komplement sind erniedrigt.

In der Mikroskopie des Urins werden Akantozyten und Erythrozyten-Zylinder nachgewiesen.

Aufgrund der therapierefraktären Migräne werden die Antiphospholipid-Antikörper bestimmt, die zusammen mit den Lupus erythematodes die Migräne erklären könnten.

Nierenbiopsie

In der Nierenbiopsie wird eine Lupusnephritis Klasse 2 nachgewiesen.

Endgültige Diagnose

Es besteht ein systemischer Lupus erythematodes mit Nierenbeteiligung und additivem Antiphospholipid-Syndrom. Neben der Allgemeinsymptomatik, der Gelenk- und Muskelaffektion und dem Haarausfall wurde eine Glomerulonephritis nachgewiesen, die bisher zu keiner eingeschränkten Nierenfunktion geführt hat.

Die Leukopenie und Thrombopenie passen zu der Diagnose. Die Leukozyten und Thrombozyten werden schneller als üblich abgebaut, sodass es sich um eine periphere Abbaustörung dieser Blutzellen handelt. Bei einer Untersuchung des Knochenmarks würde sich eine gesteigerte Aktivität des Knochenmarks zeigen.

Ziel der Therapie

Ziel der Therapie ist es, zügig eine Remission der Erkrankung zu erreichen. Dabei hängt die konkrete Therapie immer vom Organbefall ab.

Differenzialdiagnosen

Im Rahmen der geschilderten Anamnese ist auch an andere Erkrankungen zu denken, insbesondere auch an Infektionserkrankungen.

Medikamentöse Therapie

Die medikamentöse Therapie orientiert sich am Grad der Gesamtaktivität und an der Organbeteiligung. Im konkreten Fall ist somit entscheidend, die Therapie am Ergebnis der Nierenbiopsie auszurichten. Dabei kommen verschiedene klar definierte Therapieregime zur Anwendung.

Ein Standardmedikament, das alle Patienten mit Lupus Erythematodes erhalten sollten, ist Hydroxychloroquin. Dieses Medikament verbessert die Hautaffektion, verbessert häufig auch die Gelenk- und Muskelbeschwerden. Bei der Lupusnephritis ist das Hydroxychloroquin allein allerdings nicht ausreichend. Eine zusätzliche immunsuppressive Therapie ist nötig.

Im konkreten Fall besteht zusätzlich ein Antiphospholipid-Syndrom. Die Antikörper erklären die seit Jahren bestehende therapierefraktäre Migräne, die Fehlgeburten und die Venenthrombosen. Durch den Einsatz einer Antikoagulation (in der Regel Marcumar), gelingt es, die Migräneattacken vollständig aufzuheben und erneute Thrombosen zu verhindern.

Rehabilitation

Fragen der Krankheitsverarbeitung und der Prognose sind ebenfalls wichtiger Bestandteil einer Therapie. Viele Patienten leiden zusätzlich an einer allgemeinen Müdigkeitssymptomatik im Sinne eines Fatigue-Syndroms, die medikamentös schwer zu behandeln ist. Sozialmedizinische Aspekte, wie Beruf und Familienplanung, sind von entscheidender Bedeutung und müssen in die Gesamtkonzeption mit eingearbeitet werden.

Zusammenfassung

Der geschilderte Fall zeigt einen aktiven Lupus erythematodes mit typischer Klinik in Verbindung mit einem Antiphospholipid-Syndrom. Durch eine adäquate und schnelle Therapie wird es gelingen, beide Krankheitsbilder innerhalb von wenigen Wochen in eine Remission zu überführen. Dabei orientiert sich die einzuleitende Therapie am Schweregrad der Erkrankung. Das Krankheitsbild des Lupus erythematodes bedingt eine längerfristige Therapie. Zu Beginn wird häufig relativ intensiv behandelt, um Folgeschäden der Erkrankung zu verhindern. Nach Erreichen der Remission wird eine remissionserhaltene Therapie eingeleitet. Viele Patienten benötigen lebenslang eine medikamentöse Therapie. Eine frühzeitige stationäre Rehabilitation kann Funktionseinschränkungen und Folgen für Alltag und Beruf positiv beeinflussen. Das Antiphospholipid-Syndrom kann zusammen mit einer Autoimmunerkrankung oder unabhängig, eigenständig, auftreten. Wichtig ist, das Krankheitsbild zu erkennen, damit eine adäquate Therapie gestartet wird. Die blutverdünnende medikamentöse Therapie ist dabei speziell zu dosieren und in der Regel lebenslang durchzuführen.

4.4 Fall 11 — Eosinophile Granulomatose

Anamnese

Ein 35-jähriger Mann leidet bereits seit über 10 Jahren an einem Asthma bronchiale. Es besteht eine Polyposis nasi. In der Vergangenheit erfolgten mehrere Nasenoperationen, wobei die Polypen entfernt wurden. Wenige Wochen später kam es zu einem Nachwachsen der Polypen. Aktuell berichtet der Patient, dass sein Asthma deutlich schlechter geworden ist. Die Asthma-Attacken kommen inzwischen jeden zweiten Tag. Eine Inhalation bringt keine Besserung mehr. Die Nase ist ständig „verstopft". Zunächst wartet der Patient ab. An einem Wochenende kommt es zu starker Luftnot. Zusätzlich bemerkt der Patient einen hohen arrhythmischen Puls. Die Luftnot ist so stark, dass er sich in die Notaufnahme eines Akutkrankenhauses begibt. An Medikamenten gibt der Patient inhalative Bronchospasmolytika an. In den letzten Tagen hat er selbstständig Prednisolon 10 mg/Tag eingenommen. Des weiterem nimmt er abschwellende Nasentropfen.

Die Familienanamnese ist unauffällig.

Untersuchungsbefund

Der Patient ist schwer krank, mit einer Ruhedyspnoe und einem arrhythmischen Puls.

Es besteht eine erhöhte Atemfrequenz mit 20 Atemzügen pro Minute. Die Sauerstoffsättigung ist erniedrigt und liegt bei 91 %. Der Patient kann nur sitzen, das Liegen auf der Untersuchungsliege verstärkt die Symptomatik und führt zu einem unproduktiven Husten. Die Herzfrequenz liegt bei 110 Schlägen pro Minute und ist unregelmäßig. Über der Lunge sind ubiquitär feinblasige Rasselgeräusche zu auskultieren. Die Körpertemperatur ist nicht erhöht.

Arbeitsdiagnose

Bei dem Patienten wird zunächst die Diagnose einer Exazerbation eines chronischen Asthma bronchiale bei Sinubronchialem Syndrom gestellt. Es wird eine weitere Diagnostik veranlasst.

Diagnostik

Labor

Es werden ein Differenzialblutbild, Leber- und Nierenwerte, Creatinkinase (CK), Troponin und Urinstatus durchgeführt. Diese sind unauffällig. Das Differenzialblutbild zeigt eine Eosinophilie von 30 %.

EKG

Absolute Arrhythmie bei Vorhofflimmern mit einer Frequenz um 120 Schläge/Minute.

Röntgen

Der Röntgen-Thorax zeigt unscharf begrenzte milchige Lungeninfiltrate über allen Lungenabschnitten.

Echokardiographie

In der Echokardiographie wird eine unauffällige linksventrikuläre Funktion dokumentiert. Ein Perikarderguss besteht nicht.

Weiterer Verlauf

Es wird zunächst an eine infektiologische Genese, wie im Rahmen einer Viruspneumonie, gedacht. Sicherheitshalber wird eine Therapie mit Antibiotika begonnen.

Innerhalb der nächsten 24 Stunden verschlechtert sich der Zustand des Patienten immer mehr. Es besteht eine so starke Atemnot mit veränderter Blutgasanalyse, dass eine Intubation und Beatmung durchgeführt werden muss. Auf der Intensivstation kommt es zweimal zu Kammerflimmern, sodass eine Defibrillation erforderlich ist. Bei einer erneut durchgeführten Laboruntersuchung mit Differenzialblutbild liegen die Eosinophilen bei 40 %, die Leukozyten jetzt bei 11 000/µl.

Neue Arbeitsdiagnose

Es wird der hochgradige Verdacht auf akuten Schub einer Eosinophilen Granulomatose mit Polyangiitis (EGPA, früher: Churg-Strauss-Syndrom) geäußert. Daraufhin wird zusätzlich zur Antibiose 1 g Prednisolon intravenös gegeben. Innerhalb von vier Stunden bessert sich der Zustand des Patienten deutlich. Die Blutgase erreichen Normalniveau. Ein Röntgen-Thorax, der nach wenigen Stunden angefertigt wird, zeigt eine unauffällige Lungenstruktur. Die Infiltrate sind verschwunden. Am Abend des Tages wird der Patient erfolgreich extubiert. Es kommt zu einer spontanen Konversion in einen Sinusrhythmus. Rhythmusstörungen, insbesondere Kammerflimmern, treten nicht wieder auf.

Es ist zu betonen, dass zu diesem Zeitpunkt die definitive Diagnose noch nicht eindeutig gestellt werden kann. Bei der Schwere des Krankheitsbildes besteht aber akuter Handlungsbedarf, der sich an der klinischen Symptomatik orientiert.

Die definitive Diagnose kann erst gestellt werden, wenn andere Ursachen der Eosinophilie ausgeschlossen wurden und die Vaskulitis durch eine Biopsie in einem betroffenen Organ gesichert wird. Außerdem ist für die Diagnosestellung eine Knochenmarkbiopsie durchzuführen um auf diese Weise ein Hypereosinophiles Syndrom oder eine Eosinophilenleukämie abzugrenzen.

Zusammenfassung:

Der dargestellte Fall zeigt den Verlauf einer Eosinophilen Granulomatose mit Polyangiitis. Diese systemische Vaskulitis beginnt häufig mit einem Asthma bronchiale, das über viele Jahre in Kompensation ist. Typisch sind immer wiederkehrende Nasenpolypen und eine chronische Sinusitis.

Die Verdachtsdiagnose wurde anhand der Anamnese und des Röntgen-Thorax bei ausgeprägter Blut-Eosinophilie geäußert. Nicht selten treten maligne Rhythmusstörungen als Zeichen einer kardialen Mitbeteiligung auf. Bei einigen Patienten kommt es zur Ausbildung einer Vaskulitis der Vasa nervorum, die dann zu Nervenausfällen im Sinne einer Schwerpunktneuropathie, einer Mononeuritis multiplex oder einer progredienten peripheren symmetrischen Polyneuropathie führen kann. Paresen können sich innerhalb kürzester Zeit ausbilden („über Nacht“). Wie im konkreten Fall ist die Einleitung einer immunsuppressiven Therapie in manchen Fällen aufgrund der Schwere des Krankheitsbildes nötig, bevor durch Biopsien die Vaskulitis eindeutig belegt ist. Unter der Cortisontherapie kommt es häufig innerhalb von wenigen Stunden zu einer deutlichen Besserung der Symptomatik. Analog zu anderen Vaskulitiden, ist eine immunsuppressive Therapie langfristig erforderlich. Die Auswahl des konkreten Immunsuppressivums richtet sich nach der Art und der Schwere des Organbefalls.

Bei vielen Patienten bestehen keine spezifischen Antikörper, bei einigen Patienten kann ein pANCA nachgewiesen werden. In den vergangenen Jahren konnten Therapieregime erarbeitet werden, sodass die Prognose der Patienten deutlich gebessert werden konnte. Die Probleme einer Langzeitimmunsuppression bleiben jedoch unverändert.

Rehabilitation

Für die Planung des Rehabilitationsprozesses und für die sozialmedizinische Begutachtung ist es essentiell, die entzündliche Aktivität der Vaskulitis für jedes betroffene Organsystem zu bestimmen. Grundsätzlich können klinische Symptome bei Patienten mit Vaskulitis durch eine entzündliche Aktivität der Erkrankung („Aktivität"), als Schädigungsfolge abgelaufener Entzündungen („Damage") oder als unerwünschte Arzneimittelwirkung auftreten. Die Zuordnung klinischer Symptome zu einer dieser Kategorien ist für den Rehabilitationsprozess von großer Bedeutung, weil „Aktivität" und „unerwünschte Arzneimittelwirkungen" potentiell reversible Zustände sind. Demgegenüber sind die „Schädigungsfolgen/Damage" irreversibel und lediglich durch Veränderung von Kontextfaktoren oder Nutzen von Hilfsmitteln funktionell beeinflussbar.

Im Gegensatz zu anderen entzündlich-rheumatischen Erkrankungen konnte in den letzten 10 Jahren bei den Vaskulitiden zwar die Mortalität gesenkt werden, nicht jedoch die Zahl der Erwerbsminderungsrenten und der Arbeitsunfähigkeitstage. Schlüssige Rehabilitationskonzepte werden bislang nicht so konsequent umgesetzt wie bei anderen entzündlich-rheumatischen Erkrankungen.

Zielgruppe für die Rehabilitation sind Patienten mit einer Vaskulitis, die sich entweder in Remission befindet oder nur noch eine leichte Restaktivität (Teilremission) hat. Eine stationäre Rehabilitation ist sowohl für Patienten nach erfolgreicher Induktionstherapie als auch für Patienten, die sich längerfristig in einer stabilen (Teil-)Remission befinden, sinnvoll. Die Inhalte der Rehabilitation unterscheiden sich bei beiden klinischen Konstellationen deutlich.

Die Rehabilitation von Patienten mit Vaskulitiden sollte in Analogie zur akutmedizinischen Versorgung in ausgewählten spezialisierten Zentren erfolgen, um eine möglichst hohe Versorgungsqualität sicherzustellen.

4.5 Fall 12 — Systemische Sklerose

Anamnese

Vorgestellt wird ein 53-jähriger Patient. Seine Krankengeschichte lässt sich über 10 Jahre zurückverfolgen. In dieser Zeit ist es zu teigigen Schwellungen der Finger und der Hände gekommen. Die Hände verfärben sich ab einer Außentemperatur von 15 Grad bläulich-livide und schmerzen stark. In den letzten zwei Jahren kommt es immer wieder zur Entleerung von weißlichen Kristallen über den PIP-Gelenken der Finger. In der Kälte schmerzen die Finger besonders.

Der Patient berichtet, dass in den letzten 2 Jahren eine zunehmende Trockenheit der Schleimhäute aufgetreten ist. Er berichtet von Problemen beim Schlucken. Insbesondere das Essen fester Nahrung bereitet Probleme. Er habe das Gefühl, das Essen nicht richtig runterschlucken zu können. Zusätzlich besteht Luftnot bereits bei geringer Belastung. Er hat Hautveränderungen am Rücken und am Brustkorb bemerkt.

In den letzten 12 Monaten ist es zu einem Gewichtsverlust von über 15 kg gekommen.

Untersuchungsbefund

Der Patient macht einen schwerkranken Eindruck. Es fallen bläulich-livide Verfärbungen der Finger und der Hände auf. **Abbildung 4.6** zeigt die ödematös geschwollenen Finger mit deutlicher Zyanose. An der Nagelfalz sind bräunliche Flecken. Es handelt sich um kleine Blutungen aus entzündeten Kapillaren.

Alle Pulse sind seitengleich gut tastbar. Die Sauerstoffsättigung an den Fingern ist aufgrund der Zyanose nicht abzuleiten. Der Auskultationsbefund von Herz und Lunge ist unauffällig. Der Blutdruck ist im Normbereich. Die Herzfrequenz ist rhythmisch und von normaler Frequenz. Es sind Teleangiektasien am Körperstamm vorhanden. Die Schleimhäute sind sehr trocken. Das Zungenband ist verkürzt. Periphere Ödeme an den Beinen bestehen nicht, jedoch eine leichte Zehenzyanose.

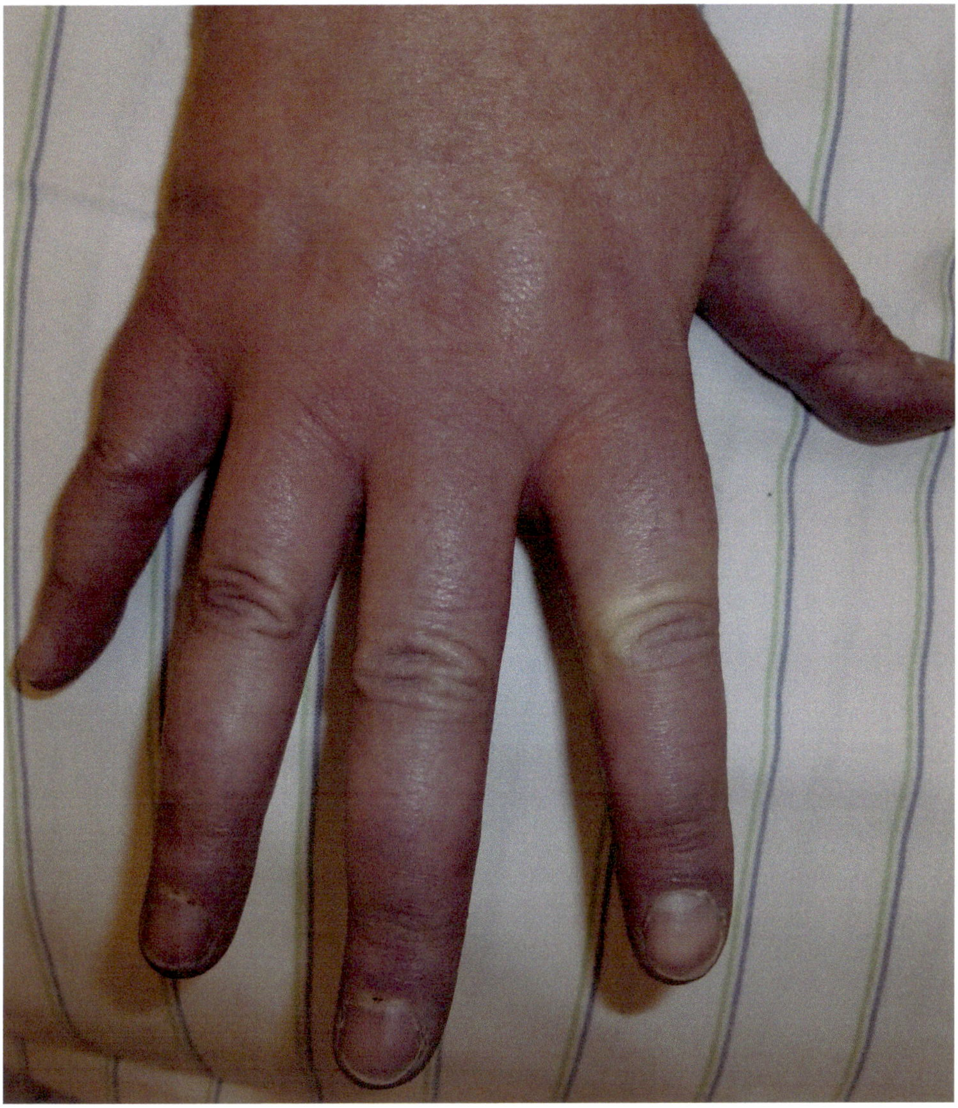

Abbildung 4.6: Rechte Hand: ödematös geschwollene Finger mit deutlicher Zyanose.

Arbeitsdiagnose

Systemische Sklerose, im Sinne eines CREST-Syndroms.

Diagnostik

Labor

Die Routinelaborparameter sind regelrecht, die ANA positiv mit Centromerem Muster.

Lungenfunktion/Bodypletysmographie

Normale Vitalkapazität, keine Obstruktion, Diffusionskapazität reduziert.

EKG

Sinusrhythmus, Indifferenztyp, inkompletter Rechtschenkelbock.

Echokardiographie

Es zeigt sich eine deutliche Rechtsherzbelastung. Der rechte Ventrikel wirkt wandverdickt. Der über der Trikuspidalklappe echokardiographisch gemessene systolische pulmonalarterielle Druck (PAPsys) ist signifikant erhöht.

Kapillarmikroskopie

In der Kapillarmikroskopie ist eine generalisierte Gefäßrarifizierung vorhanden. Megakapillaren und Einblutungen sind vorhanden.

Röntgen

Röntgen-Thorax: Unauffälliger Befund.

Hochauflösende Computertomographie der Lunge

Leichte basale Fibrose.

Gastroskopie, Ösophagus Kontrastmitteluntersuchung

Motilitätsstörung, keine Stenosen.

Endgültige Diagnose

Es liegt eine systemische Sklerose vor (früher CREST-Syndrom).

Das CREST-Syndrom steht für: Calzinosis cutis, Raynaud Syndrom, Ösophagusbeteiligung, Sklerodaktylie, Teleangiektasien. Der Patient hat Antikörper gegen Centromere.

Prognose

Die Rechtsherzbelastung im Sinne eines Cor pulmonale und die Ösophagus-Motilitätsstörungen, die zu einem signifikanten Gewichtsverlust führten, sind prognostisch entscheidend.

Medikamentöse Therapie

Abbildung 4.7 zeigt eine deutliche Sklerosierung der Finger mit resultierenden Einschränkungen der Feinmotorik. Das Ziel einer Immunsuppression ist die Unterbrechung der Entzündungs-Sklerosierungs-Sequenz. Da die Entzündungsprozesse im Vergleich zu anderen rheumatischen Erkrankungen langsam verlaufen, spricht die Systemische Sklerose auf eine immunsuppressive Therapie nur mäßig an. Eingesetzt werden MTX, Cyclophosphamid und Mycophenolat. Biologika sind in klinischer Erprobung. Kortikosteroide konnten keinen eindeutigen Benefit zeigen.

Entscheidend ist eine symptomorientierte Therapie der betroffenen Organsysteme, die zum Teil sehr erfolgreich sein kann. Die Behandlung akraler Ischämiesyndrome erfolgt durch gefäßerweiternde Medikamente wie Ilomedin und Bosentan, wenn Nekrosen der Fingerkuppen vorhanden sind. **Abbildung 4.8** zeigt eine schwere, fortgeschrittene Systemische Sklerose mit Beugekontrakturen der Finger und Nekrosen. Zur Abheilung der Nekrosen wird Ilomedin intravenös eingesetzt, als Rezidivprophylaxe wird Bosentan eingesetzt.

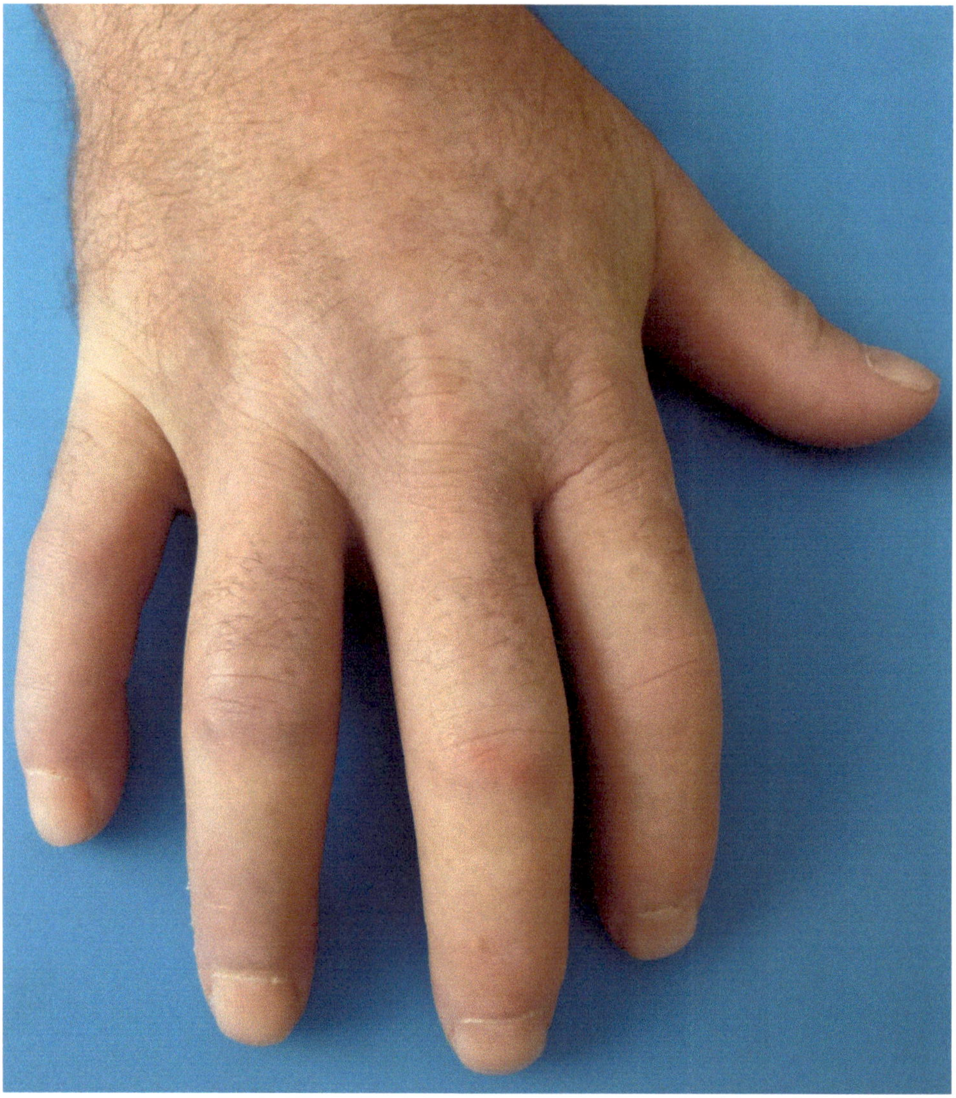

Abbildung 4.7: Rechte Hand: deutliche Sklerosierung der Finger.

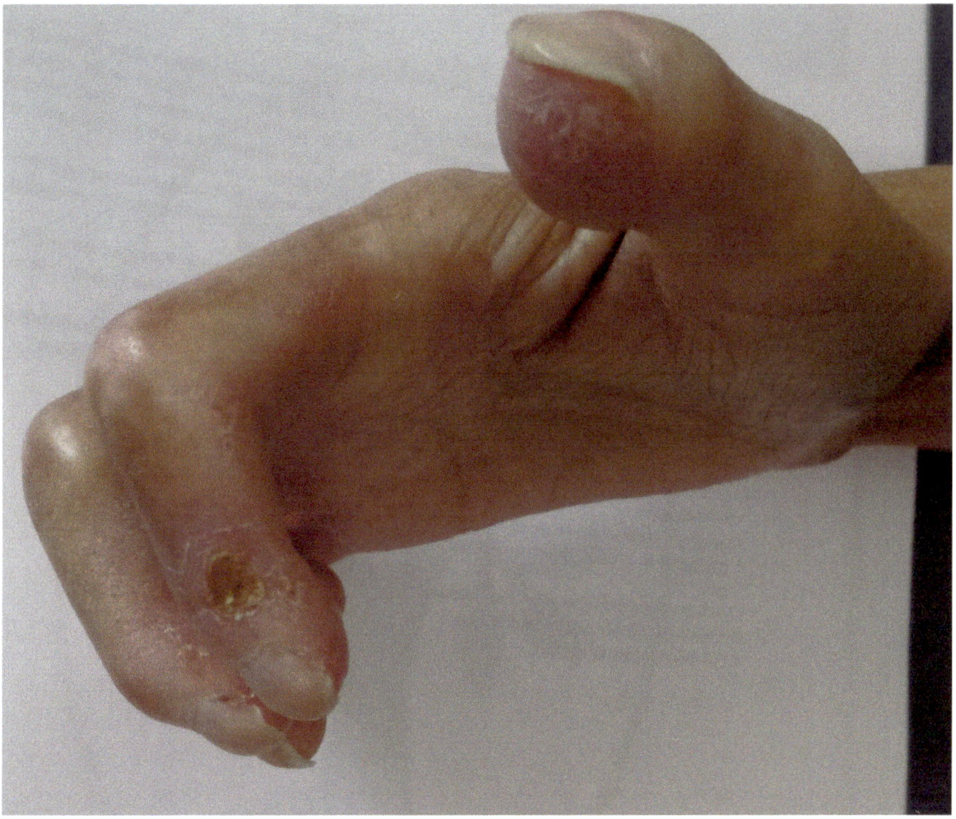

Abbildung 4.8: Rechte Hand: Typisches Bild einer schweren, fortgeschrittenen Systemischen Sklerose.

Gastrointestinale Beschwerden werden je nach Symptomatik durch prokinetische Medikamente, Protonenpumpenhemmer und intermittierende Antibiotika behandelt. Für die Behandlung einer pulmonalarteriellen Hypertonie stehen mehrere medikamentöse Ansätze zur Verfügung. Wichtig ist die enge Kooperation zwischen Rheumatologen und anderen Fachdisziplinen, die Erfahrung mit dem Krankheitsbild haben.

Balneologie und Physikalische Therapie

Kohlendioxid-Gas (CO_2) ist eines der effektivsten natürlichen balneologisch genutzten Heilmittel. Es diffundiert sehr leicht durch die Haut und hat eine starke gefäßerweiternde Wirkung. Bei der systemischen Sklerose und anderen Kollagenosen treten akrale Ischämiesyndrome in Form von Nekrosen der

Fingerkuppen auf. Die Durchblutung kann durch CO_2-Bäder verbessert werden. Hierbei ist diese Therapie als Ergänzung und nicht als Alternative der etablierten medikamentösen und nicht-medikamentösen Therapien zu sehen. Die Verbesserung der akralen Durchblutung durch das CO_2 ist verbunden mit dem Ziel, die ergotherapeutische Handtherapie effektiver zu gestalten, Schmerzen zu reduzieren und die Lebensqualität zu verbessern. Die balneologische Therapie mit CO_2 wird sowohl mittels CO_2-haltigem Wasser als auch als Trockengasbad durchgeführt.

Kapitel 5

Differenzialdiagnose Monarthritis

5.1 Fall 13 — Akuter Gichtanfall

Anamnese

In die Notfallambulanz eines Krankenhauses kommt ein 42-jähriger Patient. Er berichtet, dass seit 2 Tagen eine ausgeprägte Schwellung des linken Kniegelenkes bestehe. Die übrige Anamnese ist unauffällig. Die Eigen- und Familienanamnese ergeben keine weiterführenden Informationen. Medikamente werden nicht eingenommen. Die Frage nach einem Trauma oder einer Überlastungsreaktion werden verneint.

Untersuchungsbefund

Der Untersuchungsbefund dokumentiert ein deutlich geschwollenes Gelenk mit Erguss („tanzender Patella"). Es besteht ein Flexionsdefizit von 30°. Das Gelenk ist gerötet und überwärmt. Der übrige Untersuchungsbefund ist unauffällig.

Arbeitsdiagnose

Es besteht eine Monarthritis ungeklärter Ätiologie. Aufgrund der dargestellten Befunde ist eine weitere differenzialdiagnostische Eingrenzung wichtig. Die wichtigsten Differenzialdiagnosen sind ein akuter Gichtanfall, eine Chondrocalcinose („Pseudogicht"), eine Lyme-Borreliose, und eine septische Arthritis. Außerdem ist trotz fehlender Trauma-Anamnese ein Kniebinnenschaden (Meniskusriss etc.) zu erwägen.

Diagnostik

Labor

Die Entzündungsparameter CRP und BSG sind deutlich erhöht. Die Harnsäure ist im Normbereich. Die Borrelien-Antikörper sind negativ. Das Procalcitonin (Labormarker für Sepsis) ist negativ.

Sonographie

Eine Sonographie wird durchgeführt. **Abbildung 5.1** zeigt den dorsalen Längsschnitt über dem Condylus femoris lateralis (CFL). Es ist ein „Doppelkonturzeichen" sichtbar: Oberhalb des Knorpels ist ein echoreicher Reflex parallel zum darunterliegenden Knochenreflex.

Auch wenn der Patient am Vorfuß asymptomatisch ist, wird das Metatarsophalangealgelenk 1 (MTP 1) sonographisch untersucht. In **Abbildung 5.2** ist eine schollige echoreiche Synovitis nachweisbar.

Beide Sonographiebilder deuten stark auf eine Gicht hin.

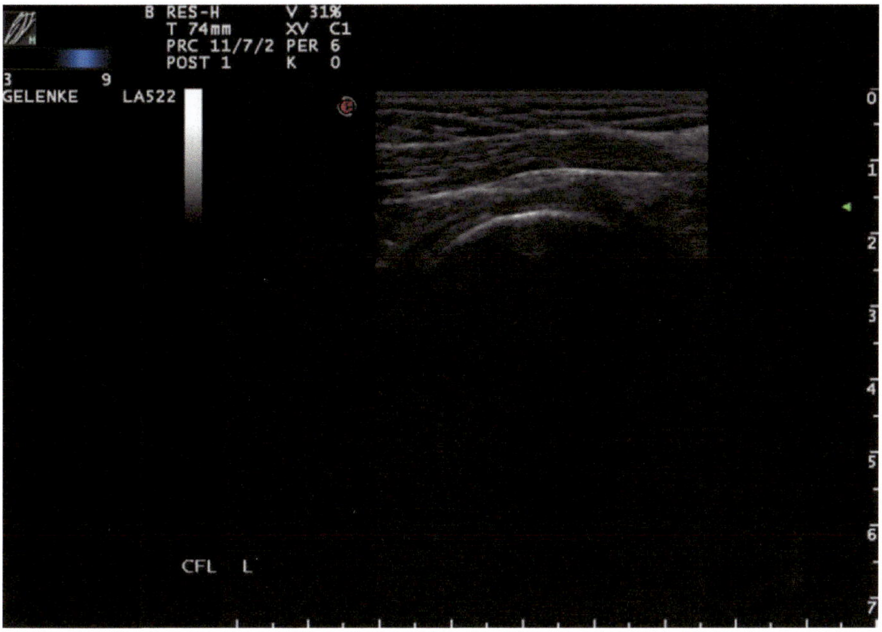

Abbildung 5.1: Sonographie linkes Kniegelenk / dorsaler Längsschnitt

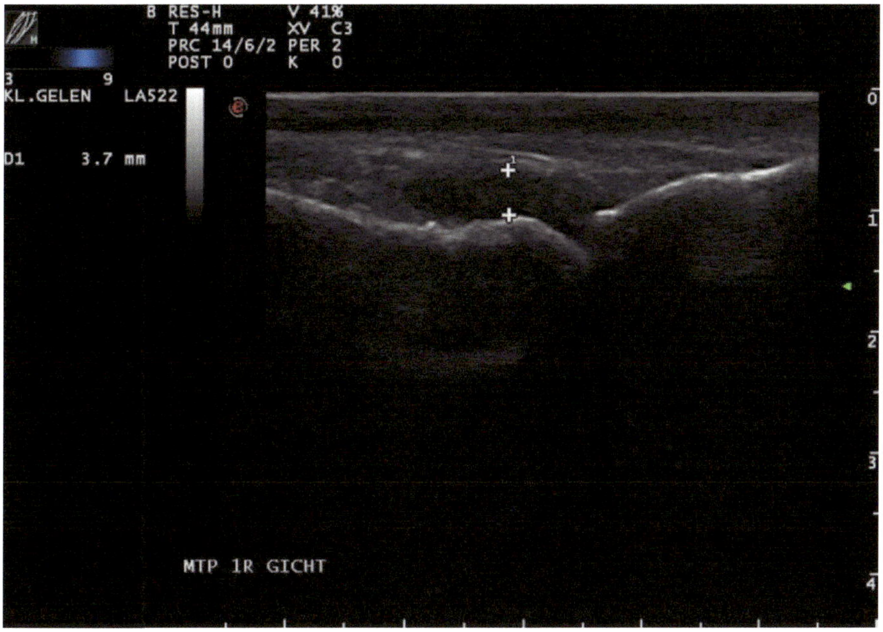

Abbildung 5.2: Sonographie Vorfuß rechts / MTP 1 längs

Gelenkpunktion

Es wird ein milchig weißer Erguss punktiert.

Zellzahl: 20 Tausend Leukozyten pro µl, davon 90 % Neutrophile Granulozyten.

Polarisationsmikroskopie: Es werden sehr viele doppelbrechende Kristalle nachgewiesen. Einige dieser Kristalle werden von Leukozyten phagozytiert.

Bakterienkultur: kein Wachstum

Röntgen

Das Röntgen des Knies zeigt einen Normalbefund.

MRT

Auf ein MRT wird bei eindeutiger Diagnose und fehlender Trauma-Anamnese verzichtet.

Diskussion

In der konkreten Situation eines ausgeprägten Ergusses besteht die Indikation zur diagnostischen Gelenkpunktion. Es ist immer die Möglichkeit einer septischen Arthritis zu bedenken, auch wenn die Sonographie eine Kristallarthropathie bereits sehr wahrscheinlich macht. Diese Verdachtsdiagnosen können nur durch eine Punktion gesichert werden.

Punktatanalyse

Im Gelenkpunktat ist die Leukozytenzahl und der Anteil der Neutrophilen Granulozyten wichtig.

Bei aktivierter Arthrose beträgt die Leukozytenzahl meist unter 2 000 µl. Der Erguss ist zähflüssig. Gelenkergüsse bei rheumatischen Erkrankungen haben meist eine Leukozytenzahl zwischen 2 000 und 20 000 µl, davon meist weniger als 70 % Granulozyten. Eine sehr hohe Leukozytenzahl mit hohem Anteil von neurophilen Granulozyten (> 70%) spricht für eine Infektion oder eine Gicht. Wird die Punktion bei einer bakteriellen Infektion unterlassen, kann dies schwerwiegende Folgen haben, da es zu einer Zerstörung des Kniegelenkes in kurzer Zeit kommen kann.

Differenzialdiagnose Monarthritis

Sofern eine septische/infektiöse Arthritis ausgeschlossen ist, kommen vielfältige rheumatologisch-entzündliche Erkrankungen in Betracht. Die im Fall dargestellten Befunde sind typisch für eine Gicht. Dabei ist wichtig festzuhalten, dass die Harnsäure im Serum wie im vorliegenden Fall normal sein kann. Die Diagnose einer Gicht wird durch eine Gelenkpunktion mit Darstellung von Gichtkristallen im Polarisationsmikroskop gestellt. Der eindeutige Beleg ist erbracht, wenn Gichtkristalle dargestellt werden, die von Leukozyten phagozytiert werden.

Eine aktivierte Arthrose scheidet aufgrund des Alters und der fehlenden Beschwerden in der Anamnese praktisch aus. Sie geht auch selten mit einem derartig ausgeprägten Erguss einher.

Eine Monarthritis des Knies kann eine typische Manifestation einer Lyme-Borreliose sein. Der Erguss ist meist ausgeprägt, die Patienten haben in der Regel relativ wenig Schmerzen. Die negative Serologie schließt im vorliegenden Fall eine Lyme-Borreliose als Ursache der Arthritis weitestgehend aus. Die Monarthritis ist eine späte Manifestation der Borreliose, bei der nahezu immer die IgG-Antikörper im Serum positiv sind. Bei positiver Borrelien-Serologie wäre zur Diagnosesicherung eine Borrelien-PCR (Polymerase-Kettenreaktion) aus dem Gelenkpunktat durchzuführen.

Eine Monarthritis kann die Erstmanifestation verschiedener entzündlich rheumatischer Erkrankungen sein, insbesondere einer axialen Spondyloarthritis oder einer Psoriasisarthritis. Im späteren Verlauf treten dann aber meist Entzündungen anderer Gelenke auf. Ferner muss an die Möglichkeit einer reaktiven Arthritis, z. B. durch Chlamydien oder Yersinien gedacht werden.

Daher ist nach einem Harnwegsinfekt und einer Enteritis in den letzten 4 Wochen zu fragen.

Definitive Diagnose

Akuter Gichtanfall.

Medikamentöse Therapie

Im akuten Anfall wird mit Prednisolon oder mit NSAR behandelt. Als Anfallsprophylaxe wird der Patient im Verlauf auf Allopurinol oder Febuxostat eingestellt. Die Dosierung wird anhand des Harnsäurespiegels gesteuert. Da durch die harnsäuresenkende Therapie in der Anfangsphase Gichtanfälle provoziert werden können, bietet es sich an die ersten 3 Monate die Therapie mit niedrig dosiertem Colchizin (0,5–1 mg pro Tag) zu begleiten. Febuxostat ist bei Patienten mit erhöhtem kardiovaskulären Risiko kontraindiziert.

Physiotherapie, Ernährungstherapie

Zur Reduktion der Gelenkschwellung und zur Schmerzlinderung eignen sich lokale kühlende Maßnahmen. Das Gelenk sollte durch einen Physiotherapeuten bewegt werden, um Kontrakturen zu verhindern.

Eine Diätberatung für eine purinarme Ernährung ist anzuraten. Im Rahmen einer stationären rheumatologischen Rehabilitation erhalten die Patienten Vorträge zur Ernährung. Die erlernten Inhalte werden beim Kochen in einer Lehrküche verfestigt. Andere Faktoren, insbesondere Übergewicht, sind ebenfalls zu behandeln.

Kapitel 6

Differenzialdiagnose Osteoporose

6.1 Fall 14 — Osteoporose mit Wirbelkörperfraktur

Anamnese

Eine 84-jährige Patientin klagt seit einigen Monaten über zunehmende Rückenschmerzen. Besonders betroffen ist die untere Wirbelsäule. 5 Tage vor der Vorstellung trat ein zusätzlicher heftiger Schmerz nach dem Tragen einer Getränkekiste mit einem Gewicht von 10 kg auf. Seitdem kann sich die Patientin kaum bewegen.

In den letzten Monaten fühlt sie sich abgeschlagen und schwitzt nachts vermehrt. Bis auf die Medikation für eine Hypertonie nimmt sie keine Medikamente ein. Sie raucht seit 40 Jahren. Die Patientin ist mit 45 Jahren relativ früh in die Menopause gekommen.

Untersuchungsbefund

Stark schmerzgeplagte Patientin, die auf der VAS-Schmerzskala 9 von 10 Punkten angibt. Sie geht gebückt. Auffällig ist eine leichte Kyphose der Brustwirbelsäule. Es besteht ein lokaler Klopfschmerz über der oberen Lendenwirbelsäule. Der übrige Untersuchungsbefund einschließlich des internistischen Status und die neurologische Untersuchung sind unauffällig.

Arbeitsdiagnose

Akutes LWS-Syndrom — zur weiteren Abklärung.

Diagnostik

Röntgen

Es werden Röntgenbilder der Brustwirbelsäule und Lendenwirbelsäule angefertigt. Es besteht ein deutlicher streifig-osteopener Aspekt. Der Lendenwirbelkörper 3 zeigt eine keilförmige Fraktur mit etwa 30 %iger Höhenminderung **(Abbildung 6.1)**.

DXA

Die DXA-Messung zeigt an der LWS einen T-Wert von -3,4 und am Femur total einen Wert von -3,1.

Labor

Die Routine-Laborparameter zeigen eine deutlich erhöhte BSG und ein leicht erhöhtes CRP. Es besteht eine normozytäre Anämie mit einem Hb von 10,6 g/dl. Zur Abklärung der Osteoporose wird ein osteologisches Basislabor durchgeführt. Die Laborergebnisse zeigen einen typischen M-Gradienten in der Elektrophorese. Des weiteren ist das IgG quantitativ deutlich erhöht. Die Immunfixationselektrophorese dokumentiert eine monoklonale Gammopathie Typ IgG.

Knochenbiopsie

Im Rahmen der weiteren Diagnostik erfolgt eine Knochenmarkspunktion. Diese zeigt eine monoklonale Plasmazelleninfiltration von 20 %.

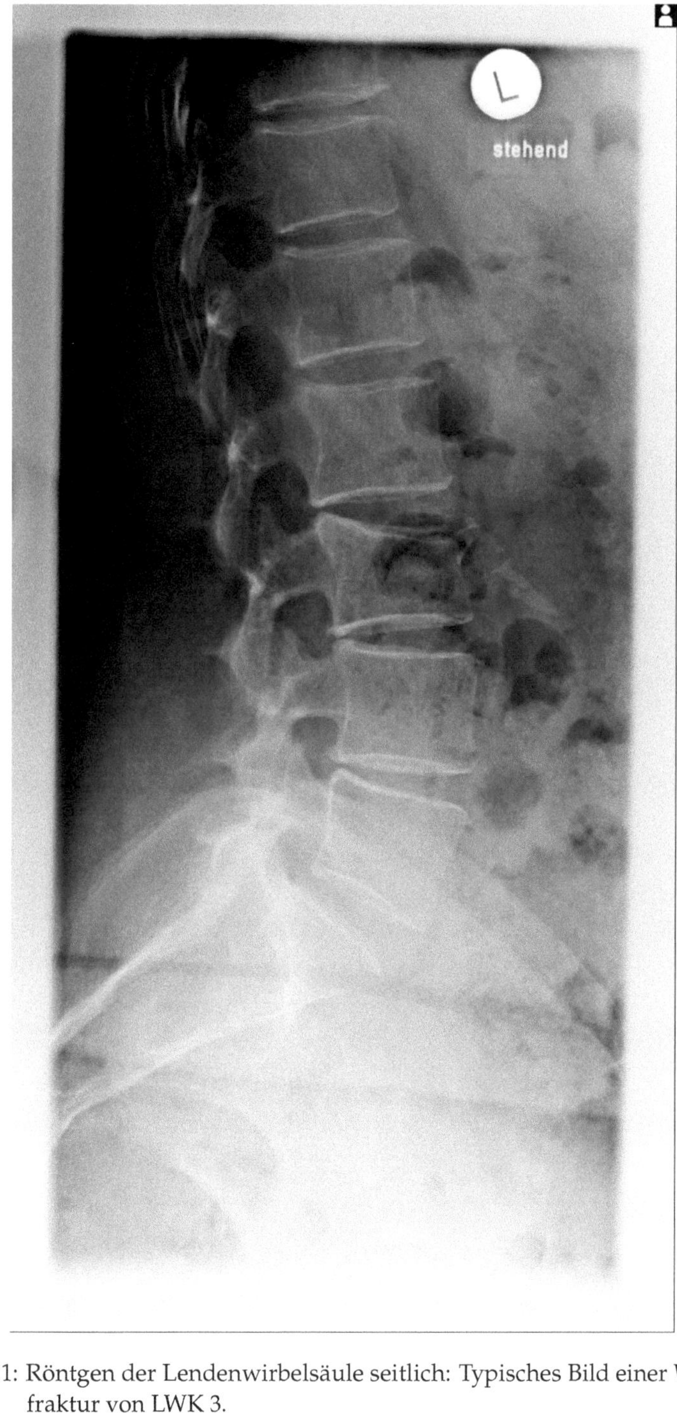

Abbildung 6.1: Röntgen der Lendenwirbelsäule seitlich: Typisches Bild einer Wirbelkörperfraktur von LWK 3.

Diagnose

Osteoporose mit Wirbelkörperfraktur als Erstmanifestation eines multiplen Myeloms.

Therapie

Die Patientin wird in eine hämatologische Abteilung zur Einleitung einer zytoreduktiven Therapie verlegt. Die intravenöse Bisphosphonattherapie mit Zoledronat ist im vorliegenden Fall sehr viel höher zu dosieren als zur reinen Therapie der Osteoporose.

Rehabilitation, Physiotherapie, Bewegungstherapie

Im Rahmen der Rehabilitation von Patienten mit Osteoporose geht es grundsätzlich darum, die proximale Rumpfmuskulatur zu kräftigen und die Koordination der tiefen Muskulatur zu verbessern. Ein wichtiges Ziel der Therapie ist, dem Patienten die Bewegungsangst zu nehmen. Durch gezielte Aufklärung und spezifische Osteoporose-Gymnastik lernt der Patient mit seinen Beschwerden umzugehen. Patienten mit Osteoporose haben häufig eine abgeschwächte Oberschenkel- und Glutaealmuskulatur. Durch die Kräftigung können Stürze verhindert werden.

Patienten mit Wirbelkörperfrakturen bei manifester Osteoporose werden mit einer Wirbelsäulenorthese ausgestattet, die die Aktivierung der Rückenmuskulatur unterstützt. Die Wirksamkeit dieser Orthese bei Osteoporose wurde in Bezug auf Muskelkraft, Haltung, Lebensqualität, Lungenfunktion und Schmerzreduktion validiert.

Eine intensive Schulung über das Krankheitsbild und eine „knochengesunde" Ernährung ist integraler Bestandteil einer Rehabilitation. Psychische Folgen der Funktionseinschränkungen bei Wirbelkörperfrakturen und Einschränkungen im Alltag werden während der Rehabilitation bearbeitet.

Diskussion

Jede Osteoporose bedarf einer gründlichen Abklärung. Risikofaktoren wie Alter, Zeitpunkt der Menopause, Medikamente und internistische Begleiterkrankungen sind zu erfassen und zu werten. Der klinisch tätige Osteologe muss prüfen, ob die erfassten Risikofaktoren die Genese der Osteoporose plausibel machen, oder ob jenseits der osteologischen Basisdiagnostik eine weitere Abklärung erfolgen muss.

Ein multiples Myelom ist eine mögliche Ursache einer Osteoporose. In der konventionellen Serumelektrophorese werden nicht alle Paraproteine erfasst, daher sollte idealerweise eine Immunfixationselektrophorese im Serum und Urin erfolgen.

6.2 Fall 15 — Schwere manifeste Osteoporose

Anamnese

Eine 42-jährige Patientin klagt über zunehmende Rückenschmerzen, die sich über ca. 2 Jahre aufgebaut haben. Ohne adäquates Trauma ist es in den letzten eineinhalb Jahren zu 10 Frakturen im Bereich der Brust- und Lendenwirbelsäule gekommen. Mehrere Kyphoplastien wurden bereits durchgeführt. Eine spezifische Osteoporosetherapie mit Alendronat wurde wegen gastrointestinaler Nebenwirkungen nach einigen Monaten abgesetzt. Die Patientin hat stärkste Schmerzen, ist fast immobil. Bisher eingesetzte Analgetika haben nicht geholfen. Seit ca. 8 Jahren bestehen kleine stecknadelkopfgroße Hautveränderungen, die insbesondere am Stamm und an den Oberschenkeln auftreten. Die Hautveränderungen werden stärker, wenn die Patientin an ihnen reibt oder beim heißen Duschen.

Die Patientin hat regelmäßig ihre Menses. Vorerkrankungen bestehen nicht. Medikamente werden nicht eingenommen. Wegen der Frakturen ist die Patientin seit nun eineinhalb Jahren arbeitsunfähig. Sie ist verzweifelt, hat keine berufliche Perspektive mehr und vor einigen Wochen einen Antrag auf Erwerbsminderungsrente gestellt.

Untersuchungsbefund

Der Untersuchungsbefund zeigt eine Patientin mit hohem Leidensdruck und erheblichen Schmerzen an der gesamten Wirbelsäule. Eine radikuläre Ausstrahlung besteht nicht. Alle Reflexe sind seitengleich auslösbar. Motorische oder sensible Defizite sind nicht vorhanden. An den Oberschenkeln finden sich rötlich braune makulo-papulöse Hauteffloreszenzen **(Abbildung 6.2).**

Arbeitsdiagnose

Es handelt sich um eine schwere, aggressiv verlaufende Osteoporose. Die Ätiologie bleibt zunächst unklar. Festzuhalten ist, dass es sich nicht um einen normalen Verlauf einer Osteoporose handeln kann. Zusammen mit dem Hautbefund (Urticaria pigmentosa) ist insbesondere an das seltene Krankheitsbild einer indolenten systemischen Mastozytose zu denken.

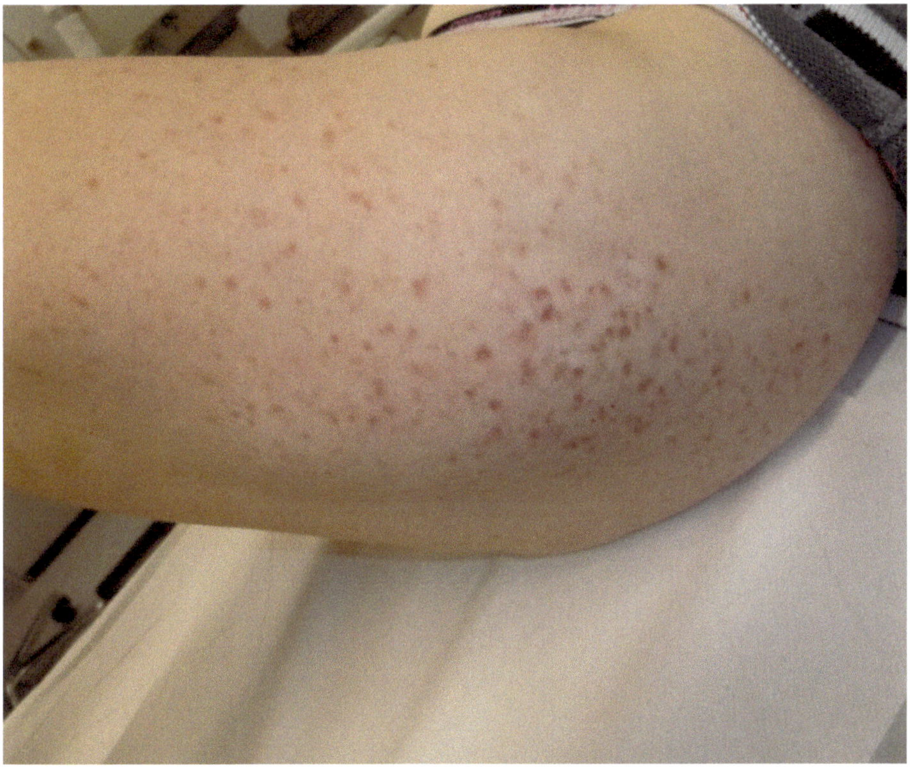

Abbildung 6.2: Foto des Oberschenkels links: Typisches Bild einer Urticaria pigmentosa.

Diagnostik

Labor

Es erfolgt eine eingehende Laboruntersuchung (osteologisches Basislabor und erweitertes osteologisches Labor). Unter dem Verdacht einer Mastozytose wird zusätzlich die Tryptase im Serum bestimmt. Diese ist hoch positiv. Des Weiteren sind die Knochenabbauparameter erhöht. Hinweise für eine monoklonale Gammopathie oder Hormonerkrankungen ergeben sich im Labor nicht.

Röntgen

Im Röntgen der Brust- und Lendenwirbelsäule (BWS und LWS) sind insgesamt 10 Frakturen vorhanden. Die Bilder werden mit Voraufnahmen verglichen. Dabei wird nicht nur geprüft, ob neue Frakturen aufgetreten sind, sondern auch, ob bestehende Frakturen eine weitere Sinterung erfahren haben.

Das Röntgenbild der BWS in zwei Ebenen zeigt den Knochenzement nach Kyphoplastie in BWK 11. Der Knochenzement in BWK 12 und LWK 1 ist in der vorliegenden Aufnahme etwas weniger gut sichtbar, da sie durch den Zwerchfellschatten teilweise überlagert werden. Weiter kranial sind die folgenden Frakturen nachweisbar: Deckplattenfrakturen BWK 10, 9, 8, 7, Keilwirbelfrakturen BWK 5 und 6 **(Abbildung 6.3 b) und c)**.

DXA

Der T-Wert an der LWS ist in der Auswertbarkeit bei Frakturen von L1-5 eingeschränkt. Er liegt bei -3,2. Der T-Wert am Femur total liegt bei -3,4.

Knochen- und Hautbiopsie

Die WHO(Weltgesundheitsorganisation)-Kriterien einer systemischen Mastozytose wurden in den Biopsien von Haut und Knochenmark erfüllt. Major-Kriterium: multifokale Mastzelleninfiltrate, Minor-Kriterien: spindelförmige Mastzellen, Expression CD25 und CD2, Mutation im KIT-D816-Rezeptor. Durch die Histologie kann die Differenzierung zwischen einer systemischen Mastozytose und einer reaktiven Mastzellvermehrung getroffen werden.

Diagnose

Es besteht eine schwere manifeste Osteoporose, die durch eine indolente systemische Mastozytose ausgelöst wurde.

Therapie

Eine Therapie mit Zoledronat wurde begonnen. Dadurch konnten Folgefrakturen verhindert werden.

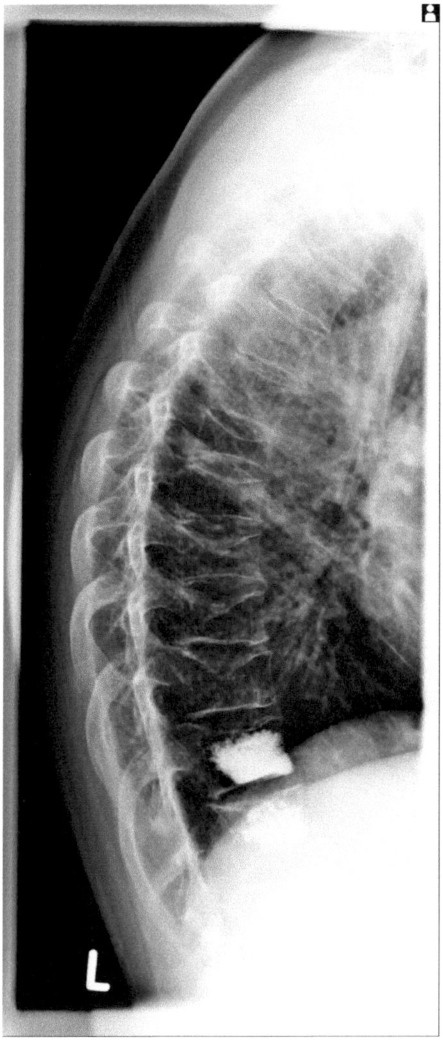

(a)

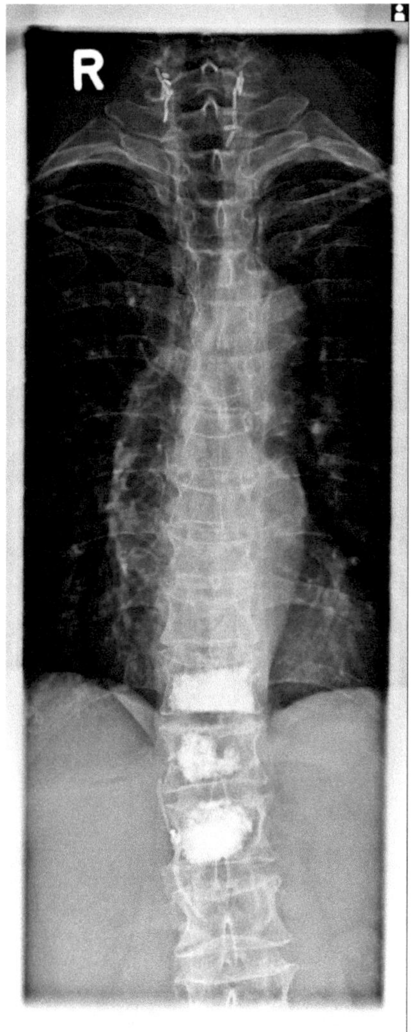

(b)

Abbildung 6.3: Röntgenbild der BWS in zwei Ebenen: Bild einer schweren Osteoporose mit multiplen Wirbelkörperfrakturen

Diskussion

Der vorliegende Fall zeigt, wie wichtig es ist, bei einer Osteoporose eine umfassende internistische Abklärung durchzuführen. Die Patientin ist jung und hat keine Risikofaktoren für eine Osteoporose. Der schwere Frakturverlauf ist auffällig. Außerdem deuteten die Frakturen oberhalb von BWK 8 auf ein sekundäres Geschehen hin.

Klarheit kann nur eine umfassende Abklärung bringen. Zu berücksichtigen ist die volle Bandbreite internistischer Erkrankungen: hämatologische, rheumatologische, nephrologische, endokrinologische, gastroenterologische Krankheitsbilder. Es sind auch genetisch-bedingte Erkrankungen wie die Osteogenesis imperfecta und Medikamente (u. a. Cortison, Protonenpumpenhemmer, Marcumar, Heparin, Antiepileptica) zu prüfen.

Im vorliegenden Fall führten der typische Hautbefund (Urticaria pigmentosa) und der erhöhte Tryptasespiegel zu der Verdachtsdiagnose: Osteoporose bei indolenter systemischer Mastozytose.

Eine systemische Mastozytose ist ein relativ seltenes Krankheitsbild. Sie ist definiert durch Mastzellvermehrungen in einem oder mehreren Organen. Bei Befall des Knochenmarks kann sie eine Osteoporose induzieren. Die Osteoporose entsteht durch das Freisetzen von Zytokinen aus den Mastzellen. Die Zytokine stimulieren maximal die Osteoklasten und damit den Knochenabbau. Ein Hautbefall im Sinne einer Urticaria pigmentosa ist ein typischer Befund, tritt aber in weniger als der Hälfte der Fälle auf.

Es ist wichtig, die Diagnose möglichst rechtzeitig zu stellen, um irreversible Funktionsverluste zu verhindern. Die Mastozytose-induzierte Osteoporose ist durch eine differenzierte antiresorptive medikamentöse Therapie (Zoledronat) zu behandeln. Eine osteoanabole Therapie (Teriparatid) ist kontraindiziert.

Rehabilitation

Einer Rehabilitation kommt im vorliegenden Fall eine Schlüsselrolle zu. Es geht um Schmerzreduktion und Krankheitsbewältigung. Patientenschulungen durch ein Therapieteam, das mit diesem seltenen Krankheitsbild Erfahrung hat, sind ein wichtiges Element, um das „Selbstmanagement" der Patienten zu verbessern. Es hat sich als besonders effektiv herausgestellt, diese

Schulungen multimodal aufzubauen. Sinnvoll sind ärztliche, ernährungstherapeutische, psychologische und bewegungstherapeutische Module.

Die Osteoporose mit multiplen Wirbelkörperfrakturen bedarf einer sozialmedizinischen Leistungseinschätzung, um zu klären, ob eine Erwerbsminderungsrente indiziert ist, oder ob es Möglichkeiten gibt, die Patientin wieder ins Erwerbsleben zu integrieren.

Grundvoraussetzung für eine effektive Rehabilitation von Patienten mit Osteoporose ist ein erfahrendes Therapieteam. Hierbei sind Kontraindikationen für bestimmte Therapien und Anwendungen zu beachten, weil eine deutliche Frakturgefährdung besteht.

Kapitel 7

Differenzialdiagnose Arthrose

7.1 Fall 16 — Hämochromatose

Anamnese

Ein 55-jähriger Patient klagt über heftige Schmerzen insbesondere der proximalen Interphalangealgelenke. Es kommt allerdings auch zu Schmerzen der MCP-Gelenke. Auf einer VAS-Schmerzskala werden 8 von 10 Punkten angegeben. Morgensteifigkeit besteht nicht. Die Beschwerden können durch Nichtsteroidale Antirheumatika (NSAR) nur leicht gebessert werden.

Andere Vorerkrankungen sind nicht bekannt. In der Sonographie wurde in der Vergangenheit eine Steatosis hepatis beschrieben.

Untersuchungsbefund

Der Untersuchungsbefund zeigt an den Gelenken eine knöcherne Verdickung der MCP-Gelenke II und III beidseits, ohne dass eine eindeutige Synovitis zu tasten ist. Die PIP-Gelenke I bis V beidseits sind leicht verhärtet. Die Griffstärke ist reduziert. Der Faustschluss ist eingeschränkt.

Arbeitsdiagnose

Arthropathie ungeklärter nosologischer Zuordnung.

Der dargestellte Befund ist weder typisch für eine rheumatoide Arthritis, noch wird er durch eine Heberden- oder Bouchard-Arthrose erklärt.

Diagnostik

Röntgen

Das Röntgenbild der rechten Hand **(Abbildung 7.1)** zeigt eine deutliche Verschmälerung der Gelenkspalten des Carpus. Eine Arthrose des Daumensattelgelenkes ist nachweisbar. Die Gelenkspalte der MCP Gelenke 1–3 sind schmal, eine subchondrale Sklerosierung ist vorhanden. Besonders auffällig sind die „nasenartigen" Osteophyten am MCP 3. Typische Arthrosezeichen am IP-Gelenk des Daumens. An den PIP- und DIP-Gelenken besteht der typische Befund einer Fingerpolyarthrose.

Zusammenfassend sind die Veränderungen am Carpus, an den MCP-Gelenken und am IP-Gelenk sehr auffällig. An diesen Stellen sind Arthrosen ungewöhnlich und lassen immer an sekundäre Gelenkerkrankungen im Rahmen von Stoffwechselstörungen denken. Insbesondere die MCP 2- und MCP 3-Arthrose lässt an eine Hämochromatose denken.

Labor

Wegweisend ist eine deutliche Erhöhung des Serum-Eisens und Ferritins. Die Transferrinsättigung beträgt 52 %. In diesem Fall wird zur Bestätigung der Diagnose eine HFE-Genuntersuchung durchgeführt. Diese bestätigt das Vorliegen einer Hämochromatose.

Die Transaminasen, der Blutzucker, das HbA1c, der Herzinsuffizienzmarker „pro BNP" und die Geschlechtshormone (Testosteron, LH, FSH) sind im Normbereich.

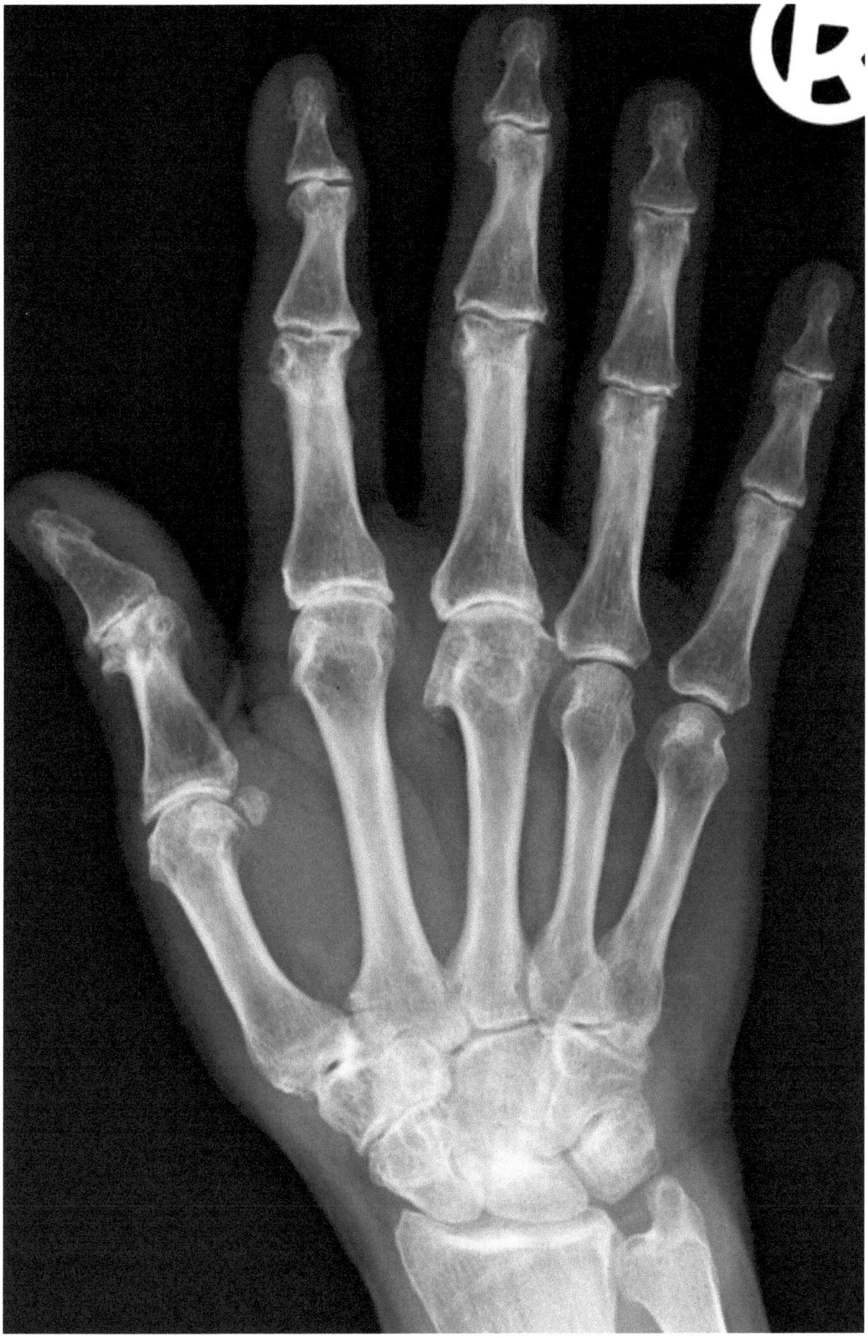

Abbildung 7.1: Röntgenbild der rechten Hand: Typisches Bild einer Hämochromatose-Arthropathie.

Sonographie

Steatosis hepatis. Keine Hinweise für eine Leberzirrhose.

Echokardiographie

Unauffälliger Befund.

Therapie

Regelmäßige Aderlässe unter Kontrolle des Ferritins.

Diskussion

Die Hämochromatose ist ein relativ seltenes Krankheitsbild, bei dem es durch eine Genmutation zu vermehrten Eisenablagerungen im Gewebe kommt. Betroffen können die Gelenke (Arthrose), die Leber (Leberzirrhose), das Herz (Herzinsuffizienz), der Pankreas (Diabetes mellitus) und die Hypophyse (hypogonadotropher Hypogonadismus) sein. Im Rahmen des Hypogonadismus kann eine sekundäre Osteoporose auftreten.

Bei der Diagnosestellung der Hämochromatose sollte eine umfassende Abklärung aller möglichen Organsysteme erfolgen. Auf der Ebene des Skelettsystems sind schwere Arthrosen an atypischen Stellen (insbesondere an den MCP-Gelenken) oft wegweisend.

Bei Frauen ist die Symptomatik bis zur Menopause oft weniger stark ausgeprägt. Die Hämochromatose wird durch regelmäßige Aderlass-Therapien behandelt. Die Frequenz der Aderlässe wird durch die Höhe des Ferritins gesteuert, wobei Serumwerte deutlich im unteren Normbereich angestrebt werden. Eine weitergehende medikamentöse Therapie ist selten erforderlich.

Die Gelenkbeschwerden persistieren häufig, auch wenn das Serum-Ferritin in den Normbereich abgefallen ist. Die Hämochromatose-Arthropathie wird symptomatisch mit NSAR behandelt.

Ergotherapie

Die Hämochromatose-Arthropathie wird durch Ergotherapie behandelt. Je nach Ausprägung können individuelle (Einzel)Handtherapien oder Ergotherapie im Rahmen von Gruppenanwendungen (Ergotherapie Handgruppe) zum Einsatz kommen. Thermische Anwendungen der Hände, z. B. Handtherapie in warmen Raps, helfen die Funktion zu verbessern.

7.2 Fall 17 — Heberden- und Bouchard-Arthrose

Anamnese

Es wird eine 64-jährige Patientin vorgestellt. Sie klagt über schmerzhafte Verdickungen der distalen und proximalen Interphalangealgelenke (DIP- und PIP-Gelenke). Des Weiteren hat sie Schmerzen in beiden Daumensattelgelenken. Bekannt ist eine rechtsseitige Gonarthrose. Vom Hausarzt wurden im Rahmen einer Routineuntersuchung Laborbefunde erhoben, die unauffällig ausgefallen sind. Eine weitere Diagnostik ist bisher nicht erfolgt. Bedarfsweise hat die Patientin Ibuprofen 400 mg eingenommen. Dies bringt ihr eine gewisse Erleichterung. Eine Psoriasis vulgaris besteht weder bei der Patientin, noch in ihrer Familie. Die Patientin berichtet, dass ihre Mutter und ihre Großmutter ähnliche Veränderungen im Bereich der Finger hatten.

Untersuchungsbefund

Bei der Untersuchung fällt eine deutliche knöcherne Verdickung der Fingermittel- und Fingerendgelenke auf. Eine weiche Schwellung (Entzündung) ist in den Gelenken nicht zu tasten. Aufgrund der Veränderungen ist der Faustschluss eingeschränkt. Die Griffstärke ist deutlich reduziert. Es bestehen Koordinationsstörungen beim Greifen. Das Öffnen von Flaschen bereitet der Patientin große Beschwerden.

Arbeitsdiagnose

Die Symptome und der Untersuchungsbefund sprechen für eine Heberden- und Bouchard-Arthrose.

Diagnostik

Röntgen

Ein Röntgenbild der Hände in einer Ebene zeigt Osteophyten, eine subchondrale Sklerosierungszone und eine Verschmälerung der Gelenkspalten der PIP- und DIP-Gelenke und am Daumensattelgelenk.

Labor

Das gesamte Routinelabor ist unauffällig.

Differenzialdiagnose

Differenzialdiagnostisch muss hier eine Fingerpolyarthrose von einer Psoriasisarthritis abgegrenzt werden, die klinisch ein ähnliches Befallsmuster hervorrufen kann. Auch bei der Psoriasisarthritis sind die Laboruntersuchungen in vielen Fällen regelrecht.

Das Röntgenbild kann bei der Psoriasis eine Reihe von Phänomenen zeigen, die sehr charakteristisch sind (siehe Fall 3). In einigen Fällen kann die Differenzierung schwierig sein.

Medikamentöse Therapie

Es erfolgt eine symptomorientierte Therapie. Nichtsteroidale Antiphlogistika sind Mittel der Wahl. Sie sollten aber insbesondere bei älteren Patienten oder bei Patienten mit Leber- und Nierenfunktionseinschränkungen und bei Patienten mit einer Hypertonie mit Zurückhaltung eingesetzt werden.

Physikalische Therapie und Balneologie

Die Heberden- und Bouchard-Arthrose sprechen auf nicht-medikamentöse Therapieverfahren an. Handbäder in warmem oder kaltem Raps oder im Kies werden eingesetzt. Warme Anwendungen verbessern die Durchblutung der Gelenkkapsel, der Synovia und der umgebenden Muskulatur. Wärme wird im chronischen Stadium ohne Aktivierung eingesetzt. Kälteanwendungen sind bei entzündlich aktivierten Arthrosen indiziert. Durch die Kälte wird die lokale Durchblutung, die bei einer akuten Entzündung erhöht ist, reduziert und damit die Entzündung reduziert. In der Regel spüren die Patienten, was für sie am angenehmsten ist.

Knetübungen im Naturmoor nutzen die thermischen Wirkungen und sollen helfen, die Muskulatur aufzubauen.

Ergotherapie

Entscheidend ist häufig eine gute ergotherapeutische Beratung und Behandlung, in der insbesondere koordinative Fähigkeiten geübt werden. Therapien, die zu einer Entspannung der Handmuskeln führen, sind ebenfalls hilfreich. Durch Eigenübungen kann der Patient wesentlich dazu beitragen, das Krankheitsbild zu bessern. Der Patient ist über das Krankheitsbild und die relative Gutartigkeit der Problematik ausreichend zu informieren. Operative Behandlungsoptionen bestehen insbesondere für die Rhizarthrose. Hier kann eine Operation des Daumensattelgelenkes die Schmerzen deutlich reduzieren.

Allgemeine Bemerkung

Die Heberden- und Bouchard-Arthrose befällt vorwiegend Frauen und ist sehr häufig. Nicht selten tritt das Krankheitsbild im Rahmen der Menopause oder kurz danach in Erscheinung. Es ist bekannt, dass auch hier entzündliche Veränderungen in der Gelenkflüssigkeit und in der Synovia eine Rolle spielen, die quantitativ jedoch deutlich geringer ausgeprägt sind als bei entzündlich-rheumatologischen Erkrankungen. Dennoch ist es richtig, die Polyarthrose der Fingergelenke als „Osteoarthritis" zu bezeichnen, wie im anglo-amerikanischen Sprachgebrauch üblich. Interessanterweise besteht kein direkter Zusammenhang zu degenerativen Veränderungen der Wirbelsäule oder der großen Gelenke.

Kapitel 8

Sarkoidose

8.1 Fall 18 — Akute Sarkoidose

Anamnese

Eine 51-jährige bis dahin gesunde Frau beschreibt akut eine ausgeprägte Schwellung beider Sprunggelenke, die sich innerhalb von 3 Tagen entwickelt hat. Einige Tage später kommt es zu derben, rötlichen Hautknoten an beiden Unterschenkeln. Die Knoten sind sehr schmerzhaft. Die Beschwerdesymptomatik ist so stark, dass die Patientin nicht mehr auftreten kann und mit zwei Gehstützen in die Praxis kommt.

Medikamente werden keine eingenommen. Die Familienanamnese ist unauffällig.

Untersuchungsbefund

Es imponiert eine teigige ödematöse Schwellung beider Sprunggelenke mit leichter Überwärmung und Rötung. Die Sprunggelenke selbst sind im Liegen schmerzfrei zu bewegen. Zusätzlich fallen ca. 2 cm große, deutlich druckdolente erhabene Knoten am Unterschenkel auf **(Abbildung 8.1)**. Es bestehen leicht erhöhte Temperaturen von 37,6 ° Celsius. Der übrige Untersuchungsbefund einschließlich des allgemein internistischen Befundes ist unauffällig. Die Auskultation von Herz und Lunge ergibt keine Auffälligkeiten.

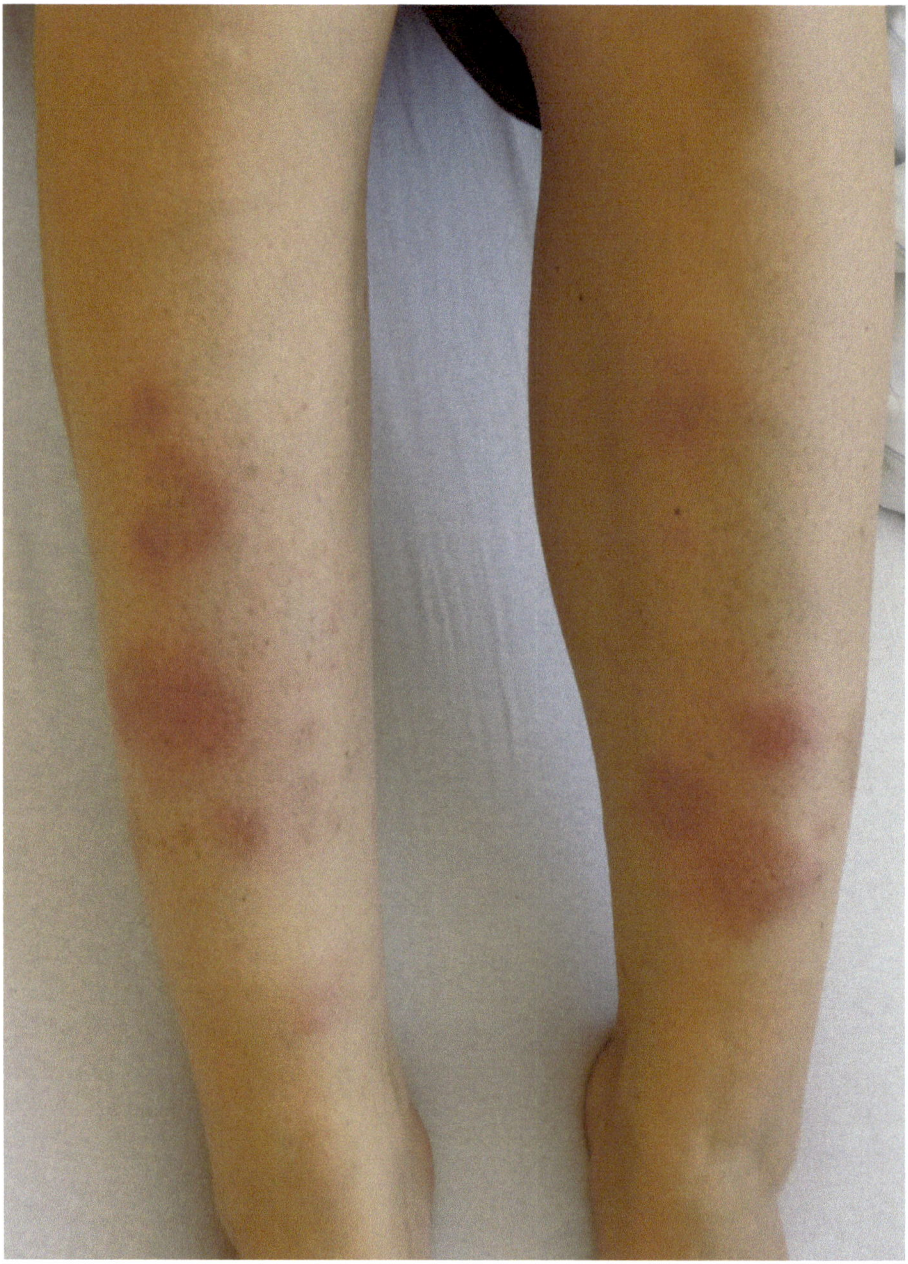

Abbildung 8.1: Foto der Unterschenkel: Typisches Bild eines Erythema nodosums.

Arbeitsdiagnose

Der typische klinische Befund lässt an ein Löfgren-Syndrom denken. Passend dafür sind die teigige ödematöse Schwellung der Sprunggelenke und das Erythema nodosum. Differenzialdiagnostisch ist beim Erythema nodosum an Infekte, Medikamentennebenwirkungen und chronisch entzündliche Darmerkrankungen zu denken. Die Anamnese ist diesbezüglich aber im konkreten Fall unauffällig.

Diagnostik

Labor

BSG und CRP sind deutlich erhöht. Im Rahmen der weiteren Zusatzdiagnostik wird das Angiotensin-Converting-Enzym (ACE), sowie der Interleukin 2 (IL2)-Rezeptor bestimmt. Dabei ist das ACE leicht erhöht, der lösliche IL2-Rezeptor deutlich erhöht.

Röntgen

Aufgrund der klinischen Verdachtsdiagnose wird ein Röntgen-Thorax durchgeführt. Dieser zeigt eine bihiläre Lymphadenopathie. Das Lungenparenchym selbst ist unauffällig.

Lungenfunktion

Keine Einschränkungen der Vitalkapazität und keine Obstruktion.

Diagnose

Es besteht das typische Bild einer akuten Sarkoidose. Die Trias bihiläre Lymphadenopathie, Erythema nodosum und (Peri)Arthritis der Sprunggelenke wird als Löfgren-Syndrom bezeichnet.

Medikamentöse Therapie

Unter einer Therapie mit 20 mg Prednisolon kommt es schnell zu einer deutlichen Besserung.

Diskussion

Diagnosestellung

Das Löfgren-Syndrom als ein charakteristisches Syndrom der Sarkoidose tritt akut auf. Während die normale Labordiagnostik meist nur unspezifische Entzündungszeichen zeigt, sind die oben genannten Speziallaborwerte (ACE und löslicher Il2-Rezeptor) bei vielen Patienten positiv. Beide Marker sind nicht spezifisch für die Sarkoidose und können z. B. auch im Rahmen von Lymphomen oder Infektionen positiv sein. Sie dienen weniger der Diagnosestellung, sondern sind ein Verlaufsparameter unter eingeleiteter Therapie.

Das Löfgren-Syndrom ist so typisch, dass keine Histologie erforderlich ist. Für alle anderen Formen der Sarkoidose wird zur Diagnosesicherung eine Histologie verlangt. Dieses gelingt transbronchial im Rahmen einer Bronchoskopie, durch eine Lymphknotenbiopsie oder durch eine Videoassistierte Lungenbiopsie. Weitere Hinweise kann der Quotient zwischen CD4 und CD8 positiven Lymphozyten in der bronchoalveolären Lavage geben.

Therapie

Die akute Sarkoidose hat in der Regel eine gute Prognose. Somit kann durchaus zunächst abgewartet werden. Allerdings ist die Beschwerdesymptomatik für die Patienten häufig so belastend, dass in den meisten Fällen eine systemische Steroidmedikation eingesetzt wird. Die Anfangsdosis der Prednisolon-Therapie in systemischer Form liegt in der Regel bei 20 mg/Tag. Innerhalb weniger Tage kommt es zu einem Rückgang der Beschwerdesymptomatik. Danach sollte die Prednisolon-Dosierung reduziert werden. Der Einsatz einer Steroid-einsparenden Dauermedikation ist bei den meisten Patienten mit Löfgren-Syndrom nicht erforderlich.

Prognose

Interessanterweise entwickeln einige Patienten eine Fatigue-Symptomatik, während die Symptome Haut und Gelenke vollständig abgeklungen sind. Die Ursache dieser Fatigue-Symptomatik ist unklar. Die Behandlung ist schwierig.

Bei den meisten Patienten kommt es zu einer Restitutio ad integrum. Dies kann jedoch durchaus 12 bis 24 Monate andauern. Darüber sind die Patienten aufzuklären.

Kapitel 9

Differenzialdiagnose Muskelschmerz

9.1 Fall 19 — Fibromyalgie

Anamnese

Eine 44-jährige Frau kommt in die Sprechstunde. Sie klagt über ausgeprägte Gelenk- und Muskelschmerzen. Auf der VAS-Skala für Schmerz gibt sie 9 von 10 Punkten an. Die Symptomatik hat sich schleichend über Jahre entwickelt. Bereits seit Jahren bestehen schwere Ein- und Durchschlafstörungen. Des Weiteren klagt die Patientin über Rückenschmerzen, wobei besonders die Halswirbelsäule mit Muskelverspannungen und die Lendenwirbelsäule betroffen sind. Seit vielen Jahren bestehen ein Tinnitus beidseits, der die Patientin sehr beeinträchtigt, und unspezifische Kopfschmerzen. Der Stuhlgang ist wechselhaft.

NSAR helfen kurzfristig, wobei die Patientin Ibuprofen 400 nur bei Bedarf einnimmt. Physiotherapie hilft nur kurzfristig. Wärme bringt Linderung. Massagen führen zu einer Besserung für wenige Stunden. Aufgrund der starken Schmerzen meidet die Patientin körperliche Anstrengungen.

Untersuchungsbefund

Bei der körperlichen Untersuchung fällt eine schlechte Haltung auf. Die vollständige Aufrichtung der Brustwirbelsäule gelingt nicht. Es sind Verkürzungen der Muskelsehnenansätze zu erkennen. Alle Sehnenansätze sind bei leichtem Druck extrem schmerzhaft. Die gesamte Rückenmuskulatur ist sehr verspannt. Ansonsten ist der eingehende Untersuchungsbefund einschließlich rheumatologischer und neurologischer Untersuchung unauffällig. Insbesondere sind keine entzündlichen Gelenkveränderungen vorhanden.

Arbeitsdiagnose

Die Anamnese und der Untersuchungsbefund lassen differenzialdiagnostisch an eine Fibromyalgie denken. Bei der körperlichen Untersuchung werden 18 klar definierte Sehnenansatzpunkte (Tender-Points) untersucht, die bei der Mehrzahl der Patienten mit der Diagnose Fibromyalgie stark schmerzhaft sind. Der chronische, nahezu therapierefraktäre Ganzkörperschmerz, gehört fast immer dazu.

Diagnostik

Eine eingehende Differenzialdiagnostik ist wichtig, da die Diagnose Fibromyalgie eine Ausschlussdiagnose darstellt. Damit ist gemeint, dass alle Laboruntersuchungen und Organuntersuchungen keinen pathologischen Befund zeigen. Daher ist es wichtig, durch gezielte Laboruntersuchungen insbesondere entzündlich bedingte Erkrankungen auszuschließen. Autoimmunerkrankungen können eine ähnliche Symptomatik hervorrufen: Screening-Tests im Labor können hierbei Klarheit schaffen. Eine ausführliche Organdiagnostik ist zwingend. Im konkreten Fall gehören bei auffälligem Stuhlgang eine Gastro- und Coloskopie dazu.

Diagnose

Nach erfolgter eingehender Abklärung kann die Diagnose einer Fibromyalgie mit hinreichender Sicherheit gestellt werden. Die ausführliche Aufklärung des Patienten über das Krankheitsbild, Prognose und Therapiemöglichkeiten, ist für den weiteren Verlauf entscheidend.

Krankheitsschwere

Die Einschätzung der Krankheitsintensität (Krankheitslast) ist wichtig, um im Verlauf Aussagen über die Wirksamkeit von Therapien zu erhalten. Ein Instrument ist der FIQ (Fibromyalgia Impact Questionnaire), der die Krankheitsschwere als Gesamtpunktzahl angibt.

Rehabilitation

Das Krankheitsbild ist therapeutisch nicht einfach zu beeinflussen. Entscheidend ist ein gutes Krankheitsverständnis des Patienten selbst. Strukturierte Patientenschulungen, in der Regel als Gruppenschulungen, werden erfolgreich eingesetzt. Die Wirksamkeit konnte in Studien nachgewiesen werden. Dabei bestehen die Schulungen aus einzelnen Modulen, die von Ärzten, Psychologen und Sporttherapeuten geleitet werden. Bei vielen Patienten kann durch ein sportliches kontrolliertes Aktivierungsprogramm eine Besserung der Beschwerdesymptomatik erzielt werden. Eine medikamentöse Unterstützung durch die Gabe von NSAR insbesondere als „Notfallmedikament“ in Schüben und eine Verbesserung des Schlafes, z. B. durch Amitryptilin in niedriger Dosis, sind hilfreich. Bei Patienten, die durch die chronische Erkrankung psychisch belastet sind, ist eine psychologische Therapie wichtig. Balneologische Verfahren wirken schmerzlindernd, sollten jedoch immer zusammen mit aktivierenden Maßnahmen als Ergänzung eingesetzt werden. Entscheidend für den Therapieerfolg ist ein multimodaler Ansatz. Dies kann insbesondere im Rahmen einer ambulanten oder stationären Rehabilitation erfolgen. Ein weiterer Vorteil der Rehabilitationsmaßnahme liegt ferner darin, für den Patienten das passende Konzept gerade für die Langzeittherapie zu erarbeiten.

Sozialmedizinisch ist die Frage der Teilhabe am sozialen Leben auch im Beruf eine große Herausforderung.

9.2 Fall 20 — Rhabdomyolyse

Anamnese

Ein 20-jähriger aktiver Marathonläufer hat am Vortag einen Marathon absolviert. Da er vor dem Wettkampf über Muskel- und Rückenschmerzen geklagt hat, hat er sich selbst mit Ibuprofen dreimal 800 mg in 24 Stunden behandelt ohne Rücksprache mit seinem Hausarzt. Den Marathon selbst hat er zunächst gut verkraftet. Jetzt (24 Stunden später) fühlt er sich matt und abgeschlagen. Er klagt über starke Muskelschmerzen auf einer VAS-Schmerzskala mit 8 von 10 Punkten.

Untersuchungsbefund

Der Untersuchungsbefund zeigt einen Athleten mit gut ausgebildeter Muskulatur. Die Herzfrequenz ist erhöht mit 110 Schlägen pro Minute. Der Blutdruck liegt im Bereich von 110/80 mmHg. Ansonsten ist der Untersuchungsbefund unauffällig.

Aufgrund der Symptomatik wird eine weiterführende Diagnostik durchgeführt.

Verdachtsdiagnose

Es besteht der Verdacht auf eine Rhabdomyolyse.

Diagnostik

Labor

Im Notfalllabor fällt eine deutliche Erhöhung der Creatin-Kinase auf (CK = 4000 U/L). Des weiterem ist die glomeruläre Filtrationsrate reduziert (GFR= 40 ml/min), im Sinne eines beginnenden Nierenversagens. Die Transaminasen (GOT, GPT und Gamma-GT) sind auf das Dreifache der Norm erhöht. Natrium- und Kaliumwert liegen im Normbereich.

Abdomensonographie

In der Abdomen-Sonographie sind beide Nieren unauffällig. Die Leber ist leicht vergrößert mit einer unauffälligen Binnenstruktur.

Diagnose

Es liegt das Bild einer Rhabdomyolyse vor mit beginnendem Nierenversagen.

Die Ursache ist multifaktoriell: zum einen durch extreme Belastung mit Dehydratation beim Marathon bedingt, zum zweiten durch die unkontrollierte – zudem hochdosierte – Einnahme von Ibuprofen vor dem Wettkampf.

Therapie

Es handelt sich um einen Notfall. Der Patient wird auf der Intensivstation aufgenommen und erhält intravenös Volumengaben. Erfreulicherweise setzt eine Diurese nach fünf Stunden Therapie wieder ein. Die Nierenparameter erholten sich innerhalb von drei Tagen vollständig. Im konkreten Fall ist es durch die Einnahme von NSAR in Kombination mit einer Maximalbelastung zu der Rhabdomyolyse gekommen.

Fazit

Die Selbstmedikation unter Sportlern ist ein großes Problem. Dies betrifft nicht nur Leistungssportler, sondern auch Hobbysportler, die zum Teil unkontrolliert freiverkäufliche Medikamente einnehmen. Die Risiken dieser Medikamente zusammen mit einer starken sportlichen Betätigung, sind diesen Patienten häufig nicht bewusst.

Kapitel 10

Rehabilitation entzündlich rheumatischer Erkrankungen

Grundlage der Therapie aller entzündlich-rheumatischen Erkrankungen sind nicht-medikamentöse Therapieformen wie z. B. Bewegung und Sport. Eine stationäre Rehabilitation ist die intensivste Form solcher nicht-medikamentöser Anwendungen.

10.1 Bewegungstherapie/Sporttherapie

Nordic Walking, Walking, Ergometer-Training und Wassergymnastik werden eingesetzt. Durch die Anwendungen werden die Koordination verschiedener Muskelgruppen und die generelle Ausdauer trainiert. Dieses ist bei Erkrankungen der Wirbelsäule (axiale Spondyloarthritis) wichtig, aber auch bei entzündlichen Erkrankungen mit Beteiligung peripherer Gelenke. Durch die Entzündungen peripherer Gelenke kommt es zu schmerzbedingten Ausweichbewegungen und Schonhaltungen, die zu Problemen der Statik im gesamten Bewegungssegment und insbesondere im Bereich der Wirbelsäule führen.

Bei den meisten entzündlich-rheumatischen Erkrankungen besteht ein deutlich erhöhtes kardiovaskuläres Risiko (KHK und ischämische Insulte). Ein

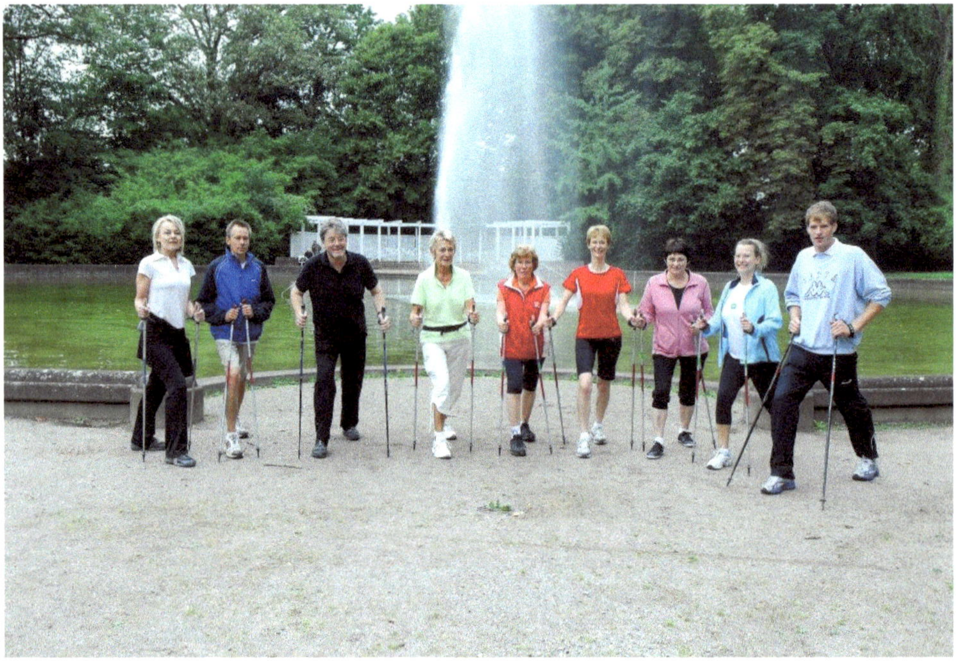

Abbildung 10.1: © Klinik Der Fürstenhof. Nordic Walking im Park

allgemeines aerobes Herz-Kreislauf-Training durch Bewegungstherapie ist bei allen entzündlich-rheumatischen Erkrankungen indiziert.

Ziel der Bewegungstherapie ist es also auch, Entzündungsaktivität zu vermindern. Besonders wirksam ist das bei der axialen Spondyloarthritis.

10.2 Krafttraining

Krafttraining erfolgt im Rahmen eines Gerätetrainings (Medizinische Trainingstherapie) und im Rahmen von Wirbelsäulengymnastik.

Zuerst trainiert man im Kraftausdauerbereich (40–60 % der Maximalkraft). Je nach Trainingszustand und Krankheitsverlauf würde man aber auch gegebenenfalls im Bereich des Muskelaufbaus (Submaximalkraft) arbeiten.

10.3 Physiotherapie

Die Auswahl der therapeutischen Maßnahmen orientiert sich unter anderem an der entzündlichen Aktivität der zugrundeliegenden Erkrankung. Insbesondere bei der rheumatoiden Arthritis ist zwischen der Akutphase und der chronischen Phase einer (Teil)Remission zu unterscheiden.

Akutphase

Das zentrale Therapieziel in der Akutphase ist die Verbesserung der Gelenkbeweglichkeit, um eine Kontraktur zu vermeiden. Konkret kommen die folgenden Anwendungen bevorzugt zum Einsatz:

- Mobilisierende Techniken im schmerzfreien/-armen Bereich, um die Gelenke positiv zu beeinflussen
- Mobilisation und Kräftigung im warmen(Sole)-Bewegungsbad
- Informationsseminare zum Thema Gelenkschutz sind gerade in der Anfangsphase sehr wichtig, um die Eigenkompetenz zu fördern
- Individuelles Eigenprogramm für die Akutphase
- Kontrakturprophylaxe

Chronische Phase mit (Teil)Remission

In der Phase einer (Teil)Remission können zusätzlich zu den o. g. Maßnahmen deutlich intensiver Anwendungen eingesetzt werden. Hierbei stehen die Verbesserung der Ausdauer und der Kraft mehr im Fokus als während der Akutphase. Sinnvolle Anwendungen können in diesem Stadium der Erkrankung sein:

- Grundlagenausdauertraining (Radfahren, Walking, Schwimmen, Joggen je nach Belastbarkeit des Patienten) 3x45 Minuten/Woche
- Allgemeine Kräftigung zur Verbesserung und zur Erhaltung der Stabilität
- Gleichgewichts- und Koordinationstraining, Propriozeptives Training

- Ausarbeitung eines individuellen Trainingsplanes

Eine Arthritis der Knie bei einer entzündlich-rheumatischen Erkrankung führt über eine Abschwächung des Musculus Quadriceps und eine Verkürzung der ischiocruralen Muskulatur zu einer Beugekontraktur. Die Physiotherapeuten vermitteln den Patienten Übungen, die sie selbstständig täglich weiter durchführen.

10.4 Ergotherapie

Ergotherapie ist ein zentrales Therapieelement aller entzündlich-rheumatischen Erkrankungen. Bei Beteiligung der Hände erfolgen Anwendungen in Gruppen und als Einzeltherapie. Hilfsmittelberatungen werden durchgeführt. Eine weitere wichtige Aufgabe der Ergotherapie ist die Analyse der Belastungen am Arbeitsplatz. Musterarbeitsplätze stehen in den Rehakliniken zur Verfügung. Ergonomisches Arbeiten wird dort vermittelt.

10.5 Information über die Erkrankung

In den letzten Jahren wurden für viele rheumatologische Krankheitsbilder standardisierte multimodale Schulungen etabliert und wissenschaftlich ausgewertet. Die meisten Schulungen sind multiprofessionell aufgebaut mit ärztlichen, psychologischen, sporttherapeutischen und ernährungsbezogenen Modulen.

Patienten, die gut über ihr Krankheitsbild informiert sind, können besser mit krankheitsbedingten Einschränkungen umgehen. Außerdem sollten die Co-Morbidität „Koronare Herzkrankheit", „Infektionen" und „Osteoporose" Teil der Schulung sein. Die meisten Schulungen haben nicht nur einen informativen, sondern auch einen psychoedukativen Charakter. Es geht darum, die Einstellung zur Erkrankung und zu Funktionseinschränkungen zu verändern. Durch die Schulungen wird der Kontakt der Patienten untereinander hergestellt und der Austausch gefördert.

10.6 Psychologische Interventionen

Das Ziel von psychologischen Interventionen während einer Rehabilitation ist die Verbesserung von Ängsten, Depression, Lebensqualität und Fatigue.

Entzündlich-rheumatische Erkrankungen führen zu stark fortschreitenden Struktur- und Funktionsveränderungen am Skelettsystem. Diese kann zu Zukunftsängsten, einer eingeschränkten Lebensqualität oder zu reaktiven Depressionen führen. Es ist wichtig, die psychischen Probleme in die Planung mit einzubeziehen.

10.7 Medizinisch-Berufliche-Orientierung der Rehabilitation (MBOR)

Viele entzündlich-rheumatische Erkrankungen beginnen zwischen dem 30. und 60. Lebensjahr. Die Patienten befinden sich somit in einem Alter, in dem der Beruf einen wichtigen Lebensinhalt darstellt und die materielle Sicherheit garantiert. Funktionseinschränkungen durch die Erkrankung mit Auswirkung auf die Erwerbsfähigkeit müssen systematisch erfasst und bei der Planung der Rehabilitation berücksichtigt werden. Teil jeder Rehabilitation über die Deutsche Rentenversicherung ist die sozialmedizinische Leistungsbeurteilung. Dabei wird begutachtet, ob und in welchem zeitlichen Umfang die bisherige Arbeit durchgeführt werden kann. Außerdem wird die Erwerbsfähigkeit in Bezug auf den allgemeinen Arbeitsmarkt eingeschätzt. Zur Sicherung der Erwerbsfähigkeit können Qualifizierungsmaßnahmen und eine Umgestaltung des Arbeitsplatzes angeregt werden, die über die Rentenversicherung finanziert werden. Empfehlungen zur innerbetrieblichen Umsetzung oder zur ergonomischen Ausstattung des Arbeitsplatzes werden gegeben.

10.8 Entspannungsverfahren

Patienten erlernen während der Rehabilitation Entspannungsverfahren wie Autogenes Training oder Progressive Muskelentspannung. Ziel ist es, eine Strategie zu entwickeln, beruflichen und privaten Stress abbauen zu können.

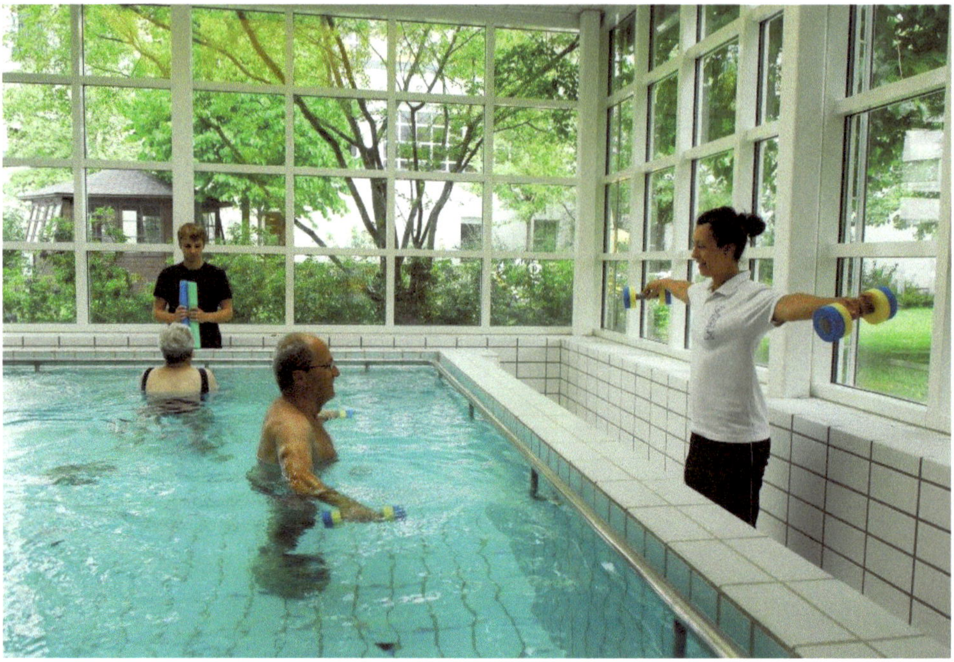

Abbildung 10.2: © Klinik Der Fürstenhof. Wassergymnastik

Die Patienten werden dazu angehalten, die erlernten Verfahren nach der Reha weiterzuführen.

10.9 Balneologie

Balneologie ist die Lehre von ortsgebundenen natürlichen Heilmitteln wie z. B. Moor, Sole, Kohlendioxid (CO_2), Schwefel. Alle Formen aktiver sportlicher Anwendungen stellen Reize dar, die eine Reaktion im Körper hervorrufen sollen. Die Reaktion des Körpers (z. B. Synthese von Myofibrillen) ist das eigentliche Ziel des Trainings. Sie findet in den Ruhephasen statt. Die strukturierte Planung von Ruhephasen ist daher ein entscheidendes Therapieelement in der rheumatologischen Rehabilitation. Ortsgebundene natürliche Heilmittel wie Moor, Sole, Schwefel und Kohlendioxid verbessern die Durchblutung im Gewebe und aktivieren den Stoffwechsel in den Ruhepausen zwischen den Trainingseinheiten. Balneologische Anwendungen, die vor allem auf die Stimulation des Nervus parasympathicus abzielen, sind eine ideale Ergänzung zu den intensiven aktiven Anwendungen (Nervus sympaticus) der Rehabilitation.

Photo-Soletherapie

Die Photo-Soletherapie ist eine hocheffektive Behandlungsmöglichkeit der Psoriasis vulgaris. Es werden die Effekte der Sole auf die Hautschuppung und die immunmodulierende Wirkung von Ultravioletten Licht genutzt.

Kohlendioxid

Kohlendioxid hat starke gefäßerweiternde Wirkungen. Es kann in Form von Wannenbädern und als Trockengasbad abgegeben werden. Besonders effektiv ist die Wirkung bei akralen Ischämiesyndromen, bei Kollagenosen und insbesondere bei der systemischen Sklerose. Jenseits dieser sehr spezifischen Wirkung kann die durchblutungsfördernde Wirkung aber auch bei anderen rheumatischen Erkrankungen eingesetzt werden.

Moor

Moor kann in Form von Moorpackungen, Moorbädern und lokal für Knetübungen der Hände im kalten Moor genutzt werden. Moor ist nicht nur als reiner Wärmeträger zu verstehen, sondern wirkt auch durch seine Inhaltsstoffe (Huminsäuren) auf den Stoffwechsel. Mooranwendungen haben eine schmerzlindernde Wirkung. Lokal kann es zur Verbesserung der Handkoordination eingesetzt werden in Form von „Moorkneten“ im kalten oder warmen Moor.

Wasser

Natürliche Heilquellen sind die traditionelle Grundlage vieler Kurorte. Heilwasser ist klar definiert über besonders hohe Elektrolytkonzentrationen. Ein hoher Calciumanteil im Wasser kann bei Patienten mit Osteoporose eingesetzt werden. Die empfohlene Tagesmenge von ca. 1 g Calcium pro Tag ist über Milchprodukte oft nicht einfach zu erreichen und kann über Wasser gut aufgenommen werden.

Natürliche Sole wird sowohl bei aktiven Anwendungen im Bewegungsbad als auch für passive Wannenbäder genutzt. Es findet eine stärkere Kreislaufbeanspruchung als bei Wasser-Anwendungen ohne Sole statt.

10.10 Kurörtliche Infrastruktur

Es ist kein Zufall, dass sich die meisten stationären Rehabilitationskliniken in Traditionskurorten befinden. Es hat sich für viele Patienten als sinnvoll herausgestellt, dass sie gerade bei komplexen medizinischen und beruflichen Problemen außerhalb ihres Heimatortes rehabilitiert werden. Es wird ein örtlicher Abstand zum Heimatort und den dort vorhandenen beruflichen und sozialen Problemen hergestellt. Die kurörtliche Infrastruktur mit Kurpark, Trinkhalle, Therme etc. unterstützt den Rehabilitations-Prozess. Gemeinsame Gespräche von Patienten bei einem Gang in einem schön angelegten Kurpark dienen genauso der Genesung wie die strukturieren Anwendungen im Rahmen der Rehabilitation. Ambulante Reha-Angebote sind als mögliche Alternative an vielen Einrichtungen solitär oder ergänzend vorhanden.

10.11 Ernährungstherapie

Schulungen zur gesunden Ernährung sind wichtiger Bestandteil rheumatologischer Rehabilitationen. Durch die Ernährung sollen die entzündliche Grunderkrankung selbst und Begleiterkrankungen, wie z. B. eine Osteoporose oder eine koronare Herzkrankheit, positiv beeinflusst werden. Die theoretischen Kenntnisse werden im Rahmen von Schulungen vermittelt. In der Lehrküche wird das Erlernte konkret geübt.

10.12 Nachsorge

Ziel der Rehabilitation ist es, möglichst viele der erlernten Inhalte in den Alltag zu übertragen. Die Patienten werden dazu angehalten, weiter regelmäßig Sport zu treiben. Funktionstraining, Rehabilitationssport und Selbsthilfegruppen können vermittelt werden. Die Patienten werden motiviert, Entspannungsverfahren weiterzuführen und die Ernährung zu optimieren.

10.13 Selbsthilfegruppen

Patienten werden über krankheitsspezifische Selbsthilfegruppen informiert und der Kontakt zu diesen vermittelt. Selbsthilfegruppen unterstützen die Kommunikation von Patienten untereinander, sorgen für Informationen über die Krankheitsbilder und bieten indikationsspezifische Sportprogramme an.

Kapitel 11

Komplementäre Therapie

Komplementärmedizinische Verfahren können begleitend zur schulmedizinischen Therapie eingesetzt werden. Sie stellen keinen Widerspruch, sondern eine sinnvolle Ergänzung dar. Anhand einer differenzierten Anamnese und Untersuchung wird die Therapie auf den Patienten und seine Beschwerden abgestimmt. Grundsätzlich sollten auch komplementäre Therapieverfahren nur durch Therapeuten mit fundierten Kenntnissen bezüglich der Behandlungsmethode, Indikationen und Kontraindikationen erfolgen. Im Folgenden werden exemplarisch einige Beispiele für Komplementäre Therapien kurz angeführt:

11.1 Akupunktur

Es handelt sich um ein energetisches Verfahren, das einen Teil der TCM (Traditionelle Chinesische Medizin) darstellt. In der TCM wird davon ausgegangen, dass die Lebensenergie, das „Qi“, über die 12 Hauptmeridiane (Energieleitbahnen) durch den Körper und die Organe fließt. Nach der TCM-Auffassung ist Gesundheit nur zu erreichen oder zu erhalten, wenn das „Qi“ ausgeglichen ist und ungehindert fließen kann. Entsteht ein Ungleichgewicht kommt es zu „Fülle- oder Leere-Zuständen“ (Fülle = zu viel Energie, Leere = zu wenig Energie) und die Belastbarkeit sinkt. Der Mensch wird anfälliger für Erkrankungen. In der TCM wird der Zusammenhang zwischen Körper und Psyche stark mit einbezogen.

Es sind 362 Akupunkturpunkte pro Körperseite beschrieben. Nach sorgfältiger Anamnese wählt der Therapeut individuell die Akupunkturpunkte aus, über die er den Patienten unterstützen möchte.

Die Weltgesundheitsorganisation (WHO) empfiehlt die Akupunktur mittlerweile für viele Erkrankungen, u. a. auch für Erkrankungen aus dem rheumatischen Formenkreis.

Ziele der Therapie sind:

- Schmerzlinderung
- Beeinflussung der Produktion von Glukokortikoiden
- Durchblutungsförderung
- Detonisierung/Tonisierung, je nach Anwendung
- Energetischer Ausgleich und damit Aktivierung der Selbstheilungskräfte

11.2 Neuraltherapie nach Huneke

Bei dieser Therapie wird ein Lokalanästhetikum injiziert, um entweder lokal oder systemübergreifend Schmerzlinderung bzw. Beschwerdefreiheit zu erreichen. Aufgrund der Anamnese und dem körperlichen Untersuchungsbefund legt der Therapeut, fest wie die Therapie wirkungsvoll eingesetzt werden kann. Es werden verschiedene Behandlungsformen unterschieden:

Lokale Injektion

Lokale Injektion können in der Haut in Form von Quaddeln gesetzt werden. Myofasciale Triggerpunkte und das Periost können infiltriert werden. Ziele sind die Schmerzreduktion und die Lösung von Muskelverspannungen.

Segmenttherapie

Die Segmenttherapie wirkt z. B. über Head´sche Zonen oder Narben im Segment. Die Ziele dieser Therapie sind regulierende Wirkung auf innere Organe, schmerzlindernde und detonisierende Wirkungen auf den Bewegungsapparat und die Verbesserung von Zirkulationsstörungen.

Störfeldtherapie

Mögliche Störfelder können Narben sein, die als ständiger Stressfaktor den Organismus belasten und somit schwächen. Kommen weitere Belastungsfaktoren hinzu, kann das die Kompensationsmechanismen des Körpers überfordern. Weitere Störfelder können im Zahn- und Mundbereich auftreten z. B. eine chronische Tonsillitis, Narben nach Tonsillektomie, Zahnwurzelreste oder Zysten.

11.3 Blutegeltherapie

Die Blutegeltherapie gehört zu den Ausleitungsverfahren. Die Blutegel werden für die Therapie speziell gezüchtet und die Entsorgung unterliegt strengen Regeln, um Infektionen zu verhindern und das Tierwohl sicherzustellen.

Im Speichel des Blutegels befinden sich verschiedene Wirkstoffe, die nach dem Biss in die Wunde eintreten. Hirudin wirkt unter anderem gerinnungshemmend, lymphstromverbessernd, antientzündlich und durchblutungsfördernd.

Blutegel werden in der Rheumatologie zur Schmerz- und Entzündungshemmung bei Arthritis und postoperativ nach Replantation von Hautaralen zur Verbesserung der Durchblutung eingesetzt.

Kapitel 12

Rheumatologische Scoresysteme und Klassifikationskriterien

12.1 Aktivitätsscore

BASDAI (Bath Ankylosing Spondylitis Disease Activity Index)

Der BASDAI ist ein Messinstrument, mit dem die Aktivität einer Ankylosierenden Spondylitis bestimmt werden soll. Der Score wird anhand von 6 Fragen an den Patienten zu den Krankheitssymptomen in den letzten 7 Tagen berechnet. Der BASDAI kann Werte von 0 bis 10 annehmen. 0 bedeutet keine Aktivität der Erkrankung, 10 maximale Aktivität.

BASFI (Bath Ankylosing Spondylitis Functional Index)

Der BASFI ist ein Messinstrument, mit dem das Maß von Funktionseinschränkungen einer Ankylosierenden Spondylitis bestimmt werden soll. Der Score wird anhand von 10 Fragen an den Patienten berechnet. Der BASFI kann Werte von 0 bis 10 annehmen. 0 bedeutet keine Funktionseinschränkungen, 10 maximale Funktionseinschränkungen.

DAS28 (Disease Activity Score auf der Basis von 28 Gelenken)

Der DAS28 ist Messinstrument zur Beurteilung der Krankheitsaktivität einer rheumatoiden Arthritis. In die Berechnung geht die Anzahl der entzündlich-geschwollenen Gelenke, die Anzahl der druckschmerzhaften Gelenke, der Entzündungswerte BSG (alternativ auch CRP möglich) und die Einschätzung der Krankheitsaktivität durch den Patienten auf der Visuellen Analogskala ein. Anhand einer komplexen Formel wird aus den einzelnen Messwerten der DAS28 berechnet. DAS28-Werte gehen von 2,0 bis 10,0, wobei höhere Werte eine höhere Krankheitsaktivität widerspiegeln. Ein DAS28 unter 2,6 wird als Remission gewertet.

FIQ (Fibromyalgia Impact Questionnaire)

Der FIQ ist Messinstrument zur Beurteilung der Stärke der Beschwerden und Einschränkungen durch eine Fibromyalgie. Der FIQ basiert auf Fragen, die vom Patienten beantwortet werden. FIQ-Werte gehen von 0 bis 100, wobei höhere Werte stärkere Einschränkungen widerspiegeln.

12.2 Klassifikationskriterien

ACR/EULAR-Klassifikationskriterien für die rheumatoide Arthritis von 2010

Die ACR/EULAR-Klassifikationskriterien wurden entwickelt, um eine rheumatoide Arthritis von anderen Arthritiden zu differenzieren. Ab einer Punktzahl von 6 ist eine rheumatoide Arthritis hochwahrscheinlich.

Voraussetzung ist mindestens ein Gelenk mit einer eindeutigen Synovitis, die nicht durch eine andere Erkrankung erklärt werden kann.

Tabelle 12.1: ACR/EULAR-Klassifikationskriterien für die rheumatoide Arthritis von 2010

Kriterien	**Punkte**
Geschwollene Gelenke	
• 1 (mittel)großes	0
• 2-10 (mittel)große	1
• 1-3 kleine	2
• 2-10 kleine	3
• > 10 Gelenke, mindestens 1 kleines	5
Serologie	
• RF und CCP negativ	0
• RF oder CCP niedrig positiv	2
• RF oder CCP hoch positiv	3
Akute-Phase Proteine	
• CRP und BSG normal	0
• CRP oder BSG erhöht	1
Dauer der Symptome	
• < 6 Wochen	0
• > 6 Wochen	1

ASAS-Klassifikationskriterien für axiale Spondyloarthritis

Die ASAS-Kriterien dienen dazu, eine Erkrankung als axiale Spondyloarthritis (SpA) zu klassifizieren. Voraussetzung sind chronische Rückenschmerzen (>3 Monate) bei Symptombeginn vor dem 45. Lebensjahr. Die Wahrscheinlichkeit, dass eine axiale Spondyloarthritis vorliegt, ist hoch, wenn eine Sakroiliitis in der Bildgebung (MRT oder Röntgen) nachgewiesen wurde und mindestens 1 SpA-Parameter erfüllt wird, oder wenn das HLA-B27 positiv ist und mindestens 2 SpA-Parameter positiv sind. Als SpA-Parameter wurden definiert:

- Entzündlicher Kreuzschmerz
- Periphere Arthritis
- Enthesitis
- Uveitis
- Daktylitis
- Psoriasis
- M. Chron/ Colitis ulcerosa
- Gutes Ansprechen auf NSAR
- Positive Familienanamnese für SpA
- HLA B27
- Erhöhtes CRP

CASPAR-Klassifikationskriterien für die Psoriasisarthritis

Die CASPAR-Kriterien wurden entwickelt um eine Psoriasisarthritis von anderen Arthritiden abzugrenzen. Voraussetzung ist der eindeutige Nachweis einer Arthritis, einer Enthesitis oder einer Entzündung an der Wirbelsäule. Ab einem Score von > 3 Punkten ist eine Psoriasisarthritis sehr wahrscheinlich.

Tabelle 12.2: CASPAR-Klassifikationskriterien für die Psoriasisarthritis

Kriterien	**Punkte**
Nachweis einer Psoriasis	
• Bestehende Psoriasis	2
• Bekannte Psoriasis	1
• Positive Familienanamnese für Psoriasis	1
Psoriatische Nagelbeteiligung Tüpfel, Onycholyse, Hyperkeratose	1
Rheumafaktor negativ	1
Daktylitis	1
Radiologische Zeichen an Händen oder Füßen	1

Anhang

Abbildungslegenden

1.1, 1.2 S. 28, 29 **Röntgen der Hände in 2 Ebenen:** In der Standardebene (anterior-posterior/ap) zystische Veränderungen am Processus styloideus ulnae. Erst durch das Röntgen in der zweiten Ebene (schräg) kann diese Veränderungen eindeutig als Usur klassifiziert werden.

1.3 S. 31 **Foto der Hände** eines Patienten mit langjähriger RA: Abgebildet sind Schwellungen und Subluxationen in den Fingergrundgelenken (MCP) rechts mehr als links. Schwanenhalsdeformitäten der Finger (Überstreckung der PIP-Gelenke, Beugung der DIP-Gelenke) und eine Z-Deformität des Daumens (Beugung MCP 1 und Überstreckung im Interphalangealgelenk/IP) sind sichtbar.

2.1 S. 34 **Foto der Vorfüße:** Die Zehe 4 des rechten Fußes ist insgesamt geschwollen und leicht gerötet und überwärmt. Es handelt sich um das typische Bild einer Daktylitis. Die Fußnägel zeigen ölfleckenartige Veränderungen. Die Kombination aus beidem ist hochverdächtig auf eine Psoriasisarthritis.

2.2 S. 36 **Röntgen Vorfuß:** Sehr typisch für eine Psoriasisarthritis sind die Spiculae am Endglied von Zeh 3 mit einem typischen „Morgensternbild". Am IP-Gelenk des Zehs 1 sind Osteoproliferationen vorhanden. Erosionen sind nicht nachweisbar.

2.3 S. 37 **Röntgenbild der Hand rechts ap:** Auffällig sind Erosionen insbesondere an PIP 2+3. Die Veränderungen sind gegen eine Fingerpolyarthrose abzugrenzen, bei der es auch erosive Veränderungen geben kann. Den zusätzlichen Beleg der Entzündlichkeit gibt die Arthrose am distalen Radioulnargelenk. Dort sind degenerative Veränderungen absolut unüblich. Auch die diaphysären undulierenden Periostreaktionen insbesondere am Grundglied von Finger 4 sind typisch für eine Psoriasisarthritis.

2.4 S. 42 **Sonographie Ellenbogen rechts, Längsschnitt über dem Epicondylus lateralis:** Typisches Bild einer Enthesitis am Ellenbogen. Links ist der Epicondylus humeri lateralis dargestellt (Knochen = weiße Linie). Die darüber liegenden Strecksehnen sind echoarm verdickt. In der Sehne ist eine erhebliche Powerdoppleraktivität nachweisbar.

2.5 S. 43 **Sonographie der Achillessehne rechts:** Mischbild einer ausgeprägten Enthesitis und Tendinitis der Achillessehne. Rechts ist der Calcaneus abgebildet (Knochen = weiße Linie). Die Achillessehne ist im Bereich der Enthese aber auch darüber hinaus echoarm verdickt. In der Sehne erkennt man eine erhebliche Powerdoppleraktivität. Der Knochen (Calcaneus) selbst ist scharf und glatt begrenzt, was darauf hindeutet, dass die Entzündung noch nicht sehr lange besteht.

2.6 S. 46 **Sonographie Achillessehne links:** Typisches sonographisches Bild einer Überlastung der Achillessehne durch exzessiven Sport. Rechts ist der Calcaneus abgebildet (Knochen = weiße Linie). Die Enthese selber stellt sich unauffällig dar. Weiter proximal ist die Achillessehne spindelförmig verdickt, was typisch für mechanische Überlastung ist.

3.1 S. 49 **Foto des Sternums und der Sternoclavikulargelenke:** Die Sternocalavikulargelenke sind beidseits deutlich geschwollen und leicht gerötet.

3.2 S. 50 **Sonographie des SC-Gelenks links:** Typisches Bild einer ausgeprägten SC-Gelenkarthritis. Die weiße Linie links im Bild ist das Sternum. Die weiße Linie rechts die Clavicula. Das SC-Gelenk ist massiv geschwollen, es ist eine starke Powerdoppleraktivität vorhanden.

3.3 S. 55 **Röntgen LWS in 2 Ebenen:** typischer Röntgenbefund eines Spätstadiums einer Ankylosierenden Spondylitis. In der Seitaufnahme ist eine Verknöcherung des vorderen Längsbandes sichtbar. In der ap-Aufnahme ist das sogenannte „Trambahnphänomen" nachweisbar: durch die Verknöcherung der Seitenbänder und des Längsbandes zwischen den Dornfortsätzen entsteht der optische Eindruck von „Straßenbahnschienen".

4.1 S. 63 **Sonographie der Schulter/ lateraler Längsschnitt:** Typisches Bild einer Bursitis subdeltoidea. Die weiße Linie ist der Humeruskopf. Darüber liegt der M. supraspinatus. Zwischen M. supraspinatus und dem oberflächlichen M. deltoideus zeigt sich die Bursitis subdeltoidea (zwischen den Bild-Markern).

4.2 S. 64 **Sonographie der Schulter/ anteriorer Längsschnitt:** Typisches Bild einer Tenovaginitis der langen Bicepssehne. Dargestellt ist die lange Bicepssehne. Oberhalb und unterhalb der Bicepssehne ist die echoarm verdickte Sehnenscheide dargestellt. Die Powerdoppleraktivität belegt die entzündliche Aktivität.

4.3 S. 64 **Sonographie der Hüfte/ Querschnitt über dem Trochanter major:** Typisches Bild einer Bursitis trochanterica. Der Trochanter ist als weiße scharfe Linie dargestellt. Die echoarme Struktur (zwischen den Bildmarkern) ist die entzündete Bursa trochanterica.

4.4 S. 69 **Foto des Kopfes seitlich:** Es zeigt sich das typische klinische Bild einer Arteriitis temporalis rechts. Die Arteria temporalis ist deutlich verdickt am Truncus communis, am Ramus parietalis und Ramus temporalis.

4.5 S. 70 **Sonographie der A. temporalis:** Typischer Befund einer Riesenzellarteriitis an der A. temporalis. Dargestellt ist die Arteria temporalis, die eine echoarm verdickte Gefäßwand hat (Halo).

4.6 S. 83 **Foto der rechten Hand:** Typisches Bild eines akralen Ischämisyndroms bei Kollagenose. Das Foto zeigt die ödematös geschwollenen Finger mit deutlicher Zyanose. An der Nagelfalz sind bräunliche Flecken. Es handelt sich um kleine Einblutungen aus entzündeten Kapillaren.

4.7 S. 86 **Foto der rechten Hand:** Typisches Bild einer systemischen Sklerose mit Sklerodermie der Haut der Finger. Das Bild zeigt eine deutliche Sklerosierung der Finger mit resultierenden Einschränkungen der Feinmotorik.

4.8 S. 87	**Foto der rechten Hand:** Typisches Bild einer schweren, fortgeschrittenen Systemischen Sklerose. Durch die Sklerosierung der Haut ist eine ausgeprägte Beugekontraktur der Finger aufgetreten. Eine Nekrose am Endglied von Finger 2 deutet auf eine deutliche Störung der Mikrozirkulation hin. Die Fingernägel haben die Form von Uhrglasnägeln. Dieses deutet auf eine pulmonale Mitbeteiligung hin.
5.1 S. 91	**Sonographie linkes Kniegelenk/ dorsaler Längsschnitt über dem Condylus femoris lateralis (CFL):** Typisches Bild einer Gicht. Es ist ein „Doppelkonturzeichen" sichtbar: Oberhalb des Knorpels ist ein echoreicher Reflex parallel zum darunterliegenden Knochenreflex.
5.2 S. 91	**Sonographie Vorfuß rechts/ MTP 1 längs:** Typisches Bild einer Gicht. Die Synovia ist schollig und nicht echofrei.
6.1 S. 97	**Röntgen der Lendenwirbelsäule seitlich:** Typisches Bild einer Wirbelkörperfraktur von LWK 3. Es besteht ein streifig-osteopener Aspekt der einzelnen Wirbelkörper mit Betonung der Grund- und Deckplatten. Der Lendenwirbelkörper 3 zeigt eine keilförmige ventrale Höhenminderung von etwa 30 %.
6.2 S. 101	**Foto des Oberschenkels links:** Typisches Bild einer Urticaria pigmentosa. An den Oberschenkeln sind rötlich braune makulo-papulöse Hauteffloreszenzen vorhanden. Die Patientin berichtet, dass die Hautveränderungen durch mechanische Irritation (Darier-Zeichen) oder warmes Wasser provoziert werden können und jucken.
6.3 S. 103	**Röntgenbild der BWS in zwei Ebnen:** Bild einer schweren Osteoporose mit multiplen Wirbelkörperfrakturen. Abgebildet ist der Knochenzement nach Kyphoplastie in BWK 11. Der Knochenzement in BWK 12 und LWK 1 ist in der vorliegenden Aufnahme etwas weniger gut sichtbar, da sie durch den Zwerchfellschatten teilweise überlagert werden. Weiter kranial sind die folgenden Frakturen nachweisbar: Deckplattenfrakturen BWK 10, 9, 8, 7, Keilwirbelfrakturen BWK 5 und 6.
7.1 S. 109	**Röntgenbild der rechten Hand:** Typisches Bild einer Hämochromatose-Arthropathie. Es besteht eine deutliche Verschmälerung der Gelenkspalten des Carpus. Eine Arthrose des Daumensattelgelenkes ist nachweisbar. Die Gelenkspalte der MCP Gelenke 1-3 sind schmal, eine subchondrale Sklerosierung ist vorhanden. Besonders auffällig sind die „nasenartigen" Osteophyten am MCP 3 und typische Arthrosezeichen am IP-Gelenk des Daumens. An den PIP- und DIP-Gelenken besteht der typische Befund einer Fingerpolyarthrose.

8.1 S. 116 **Foto der Unterschenkel:** Typisches Bild eines Erythema nodosums. Abgebildet sind ca. 2 cm große bräunliche Knoten am Unterschenkel. In der körperlichen Untersuchung sind diese druckdolent und erhaben.

Literaturverzeichnis

- Aletaha D, Neogi T, Silman AJ et al. 2010 Rheumatoid arthritis classification criteria: an American College of Rheumatology/European League Against Rheumatism collaborative initiative. Arthritis Rheum. 2010 Sep;62(9):2569-81

- Van den Berg F 2005: Angewandte Physiologie: Komplementäre Therapien verstehen und integrieren. Thieme, Stuttgart

- Dihlmann, Stäbler 2011: Gelenke- Wirbelverbindungen. 4. Auflage. Thieme, Stuttgart-New York

- Fiehn C, Holle J, Iking-Konert C et al. S2e-Leitline: Therapie der rheumatoiden Arthritis mit krankheitsmodifizierenden Medikamenten. 2018. AWMF-Registernummer: 060-004

- Fischer, L 2007: Neuraltherapie nach Huneke. Hippokrates Verlag, Stuttgart

- Gehlen M, Schwarz-Eywill M, Scholl S. Rehabilitation for Patients with Orphan Diseases: Vasculitis of Small Vessels. Rehabilitation 2019; 58(01): 59-72

- Gehlen M, Pfeifer M, Lazarescu AD, Hanneforth M, Hinz Ch, Schwarz-Eywill M. The law of severely disabled persons and its assessment of patients with osteoporosis. Osteologie 2019; 28: 2002-2009

- Gehlen M, Pfeifer M, Lazarescu AD, Scholl S, Hinz Ch, Maier A, Schwarz-Eywill M. Socio-medical assessment of patients suffering from osteoporosis. Osteologie 2019; 28: 2010-2017

- Hilf E, Schwarz-Eywill M. Leben über Untiefen. 1. Aufl. Berlin: Lehmanns Media; 2015

- Hohmann CD, Stange R, Steckhan N et al. The effectiveness of leech therapy in chronic low back pain – a randomized controlled trial. Dtsch Ärztebl Int 2018; 115: 785–92

- Kiltz U, Braun J et al. Long version on the S3 guidelines for axial spondyloarthritis including Bechterew's disease and early forms, Update 2019: Evidence-based guidelines of the German Society for Rheumatology (DGRh) and participating medical scientific specialist societies and other organizations. Z Rheumatol. 2019 Dec;78(Suppl 1):3-64
- Konermann, Gruber 2007: Ultraschalldiagnostik der Bewegungsorgane. 2. Auflage. Thieme, Stuttgart-New York
- Lange U. Physiotherapy in rheumatology. Z Rheumatol. 2015 Oct;74(8): 701-8
- Lange U, Rehart S. Physical therapy options in rheumatic diseases: what is evidence-based? Orthopade. 2018 Nov;47(11):928-934
- Pfeifer M, Begerow B, Minne HW. Randomized trial of effects of a newly developed spinal orthosis on posture, trunk muscle strength and quality of life in postmenopausal women with spinal osteoporosis. Am J Phys Med Rehabil 2004; 83:177-86
- Rau, Herborn, Wassenberg 2008: Atlas radiologischer Scoringmethoden bei der rheumatoiden Arthritis. 1. Auflage. Thieme, Stuttgart-New York
- Rudwaleit M, Braun J, Sieper J. ASAS classification criteria for axial spondyloarthritis. Z Rheumatol. 2009 Sep;68(7):591-3
- Schirmer JH, Aries PM, de Groot K et al. S1-Leitlinie Diagnostik und Therapie der ANCA-assoziierten Vaskulitiden. Z Rheumatol. 2017 Nov; 76(Suppl 3):77-104
- Taylor W, Gladman D, Helliwell P et al. Classification criteria for psoriatic arthritis: development of new criteria from a large international study. Arthritis Rheum. 2006 Aug;54(8):2665-73
- Zeidler, Michel 2009: Differenzialdiagnose rheumatologischer Erkrankungen. 4. Auflage. Springer, Heidelberg
- Zeidler, Zacher, Hiepe 2008: Interdisziplinäre Rheumatologie. 2. Auflage. Springer, Heidelberg

Register